생활의 향기

Herb

윤정식 | 김수경 공저

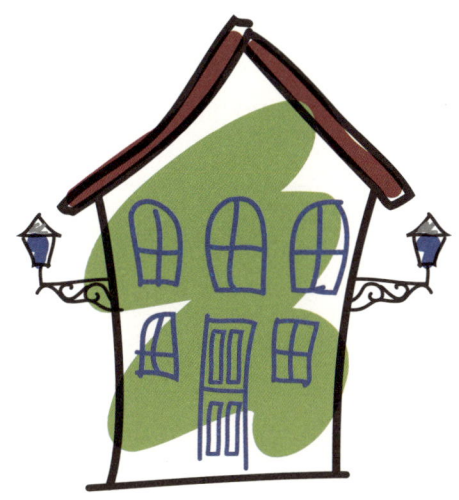

꿈과희망

생활의 향기
Herb

개정판 1쇄 인쇄 | 2013년 12월 13일 개정판 5쇄 발행 | 2023년 1월 20일
지은이 윤정식 · 김수경 **그림** 오권환 **표지 디자인 · 편집** 임선
펴낸이 진성옥 외 1인 **펴낸곳** 꿈과희망 **출판등록** 제1-3077호
주소 서울시 용산구 한강대로 76길 11-12, 5층 501호
전화 02-2681-2832 **팩스** 02-943-0935
e-mail jinsungok@empal.com

ISBN 978-89-94648-52-1 03510 ⓒ Printed in Korea

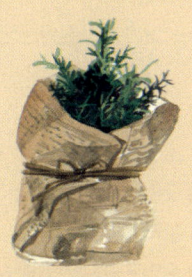

자연의 향기가 넘치는
허브와 아로마테라피의 세계로
당신을 초대합니다.

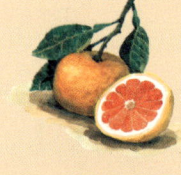

Contents

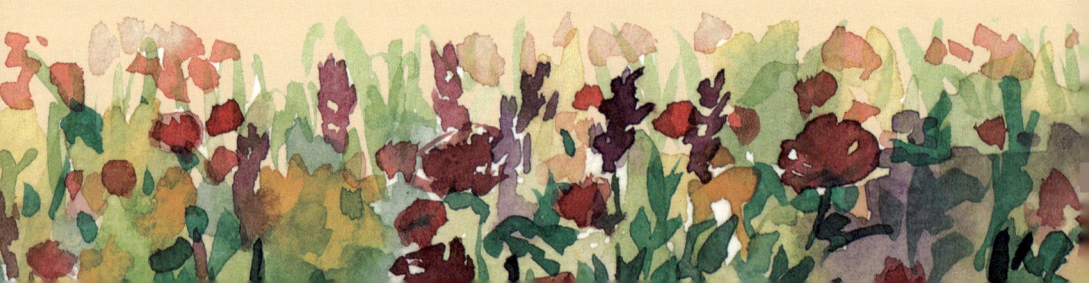

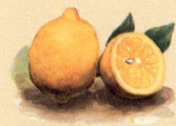

Part Ⅲ 생활 아로마

Contents

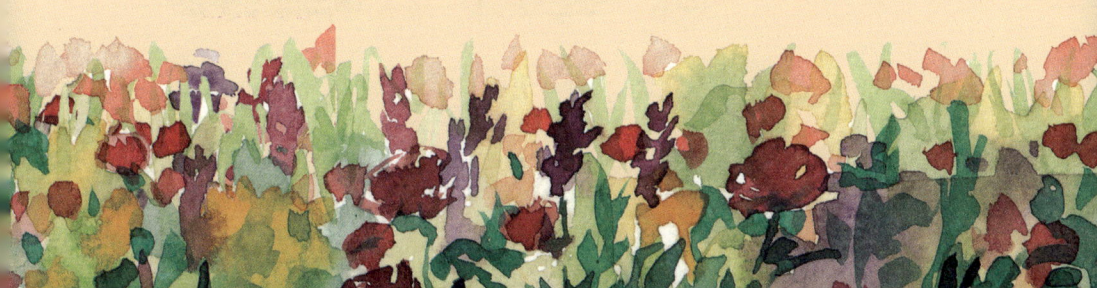

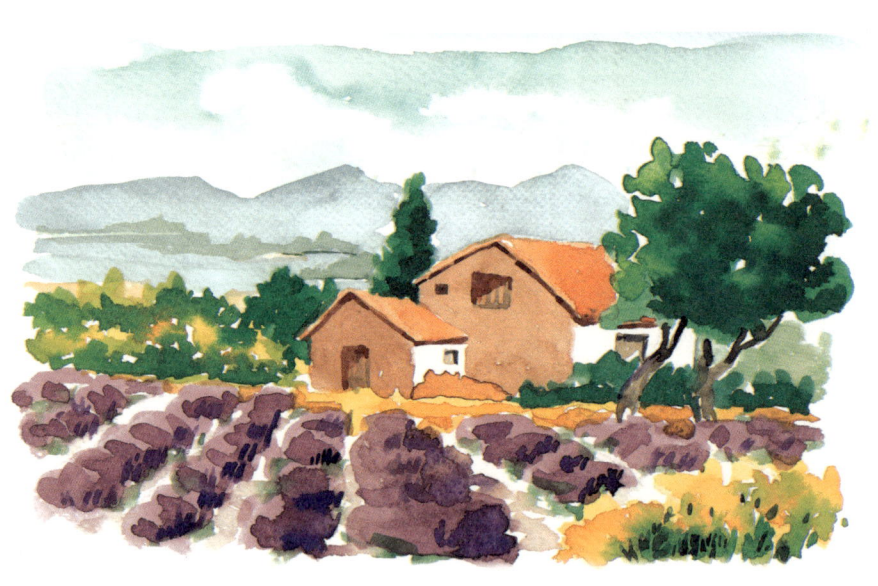

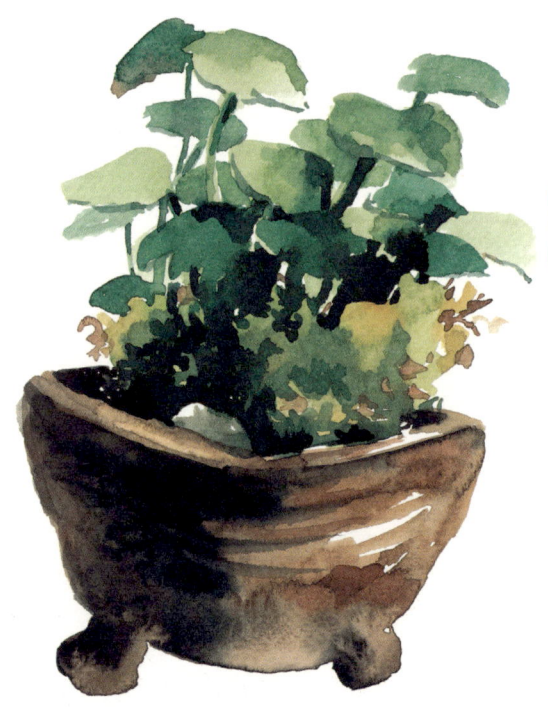

Part I

아로마
테라피로의
초대

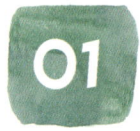

01 허브가 뭐야?

　허브는 푸른 풀을 의미하는 라틴어 「Herba」에 어원을 두고 있는
데 고대 국가에서는 '향과 약초'라는 뜻으로 이 말을 사용하였다.
현대에 와서는 '꽃과 열매, 잎, 줄기, 뿌리 등이 약, 요리, 향료,
살균, 살충 등에 사용되는 인간에게 유용한 모든 식물'을 허브라
고 한다. 다시 말하면 허브는 '향이 있으면서 인간에게 유용한
식물'이라 정의할 수 있다. 원산지가 주로 유럽, 지중해 연안, 서
남아시아 등인 라벤더, 로즈마리, 페퍼민트, 타임, 레몬밤 뿐만
아니라 우리 조상들이 민간요법에 사용해 왔던 쑥, 익모초, 배초
향, 그리고 양념에 빼놓을 수 없는 마늘, 파, 고추, 생강 등이 모
두 허브라고 할 수 있다.

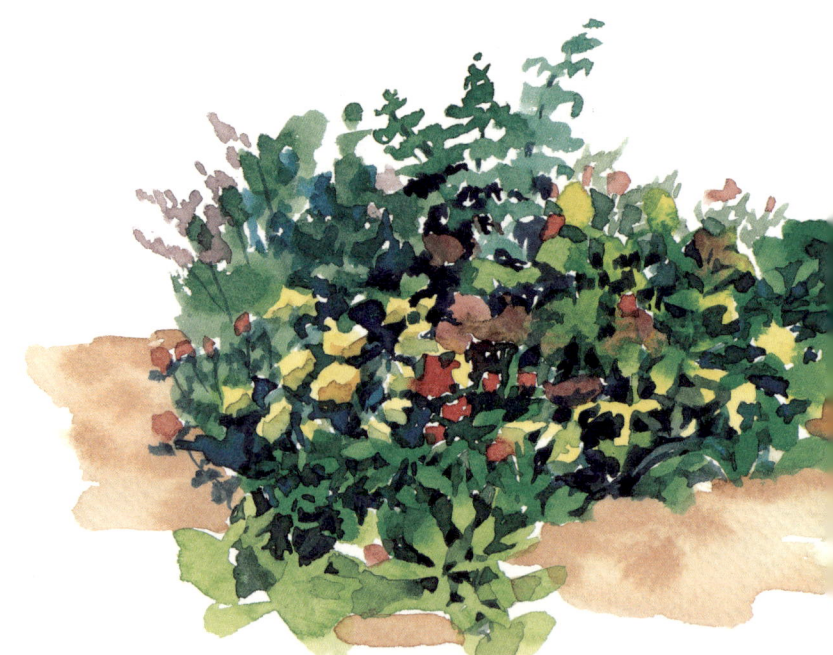

02 아로마테라피란?

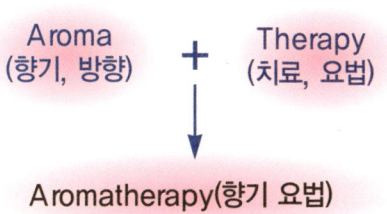

Aroma (향기, 방향) + Therapy (치료, 요법)

↓

Aromatherapy(향기 요법)

아로마테라피(Aromatherapy)란 Aroma(향기, 방향)와 Therapy(치료, 요법)의 합성어로 향기나는 식물(Herb)의 꽃, 열매, 잎, 줄기, 뿌리 등에서 추출한 휘발성 오일(에센셜 오일)의 에너지(氣)를 이용하여 몸과 마음을 건강하게 하고 우리 몸 안에 있는 자연 치유력을 증강시켜 주는 자연 치료법을 의미한다. 약에만 의존하지 않고 자연의 소재를 이용해서 인간이 본래 갖고 있던 자연 치유력을 높여서 병의 원인이 되는 스트레스나 심신의 불균형 상태를 신체적, 정신적, 감정적, 영적인 차원에서 치유 개선의 효과를 가져오는 전인 치료(Holistic) 요법이다.

03 허브 & 아로마테라피의 역사 여행

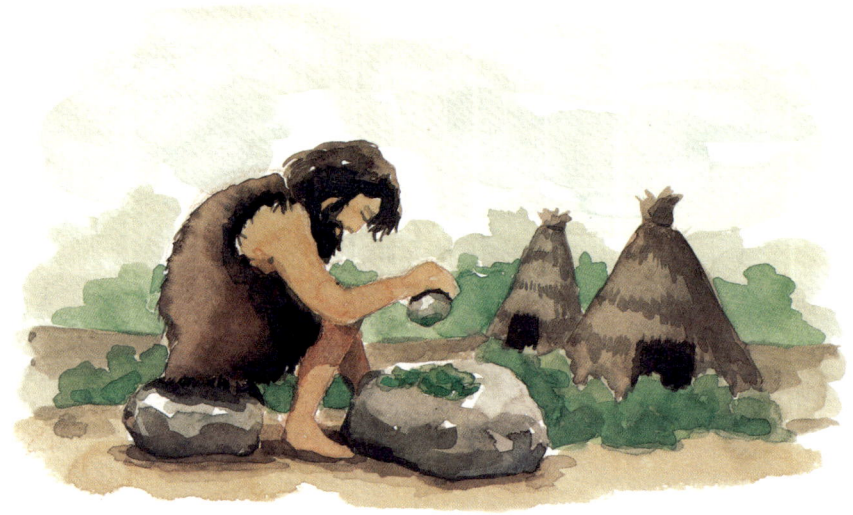

원시인들은 우연하게 모아온 잎이나 열매, 뿌리 등에서 아픈 사람을 낫게 해주는 것을 발견하기도 하고, 식물의 즙을 내어 바르면 상처가 치유된다는 것을 알게 되었다. 또한 어떤 나뭇가지를 피울 때는 불 주위에 모였던 사람들이 나른함을 느끼는가 하면, 어떤 때는 흥분하게 되는 신비한 경험을 하게 되었다.

한국, 중국과 인도

　한국에서 우리 조상들은 이미 5,000년 전부터 생활 전반에 걸쳐 많은 곳에서 허브를 이용하여 왔다. 단군신화에 나오는 호랑이와 곰이 먹었다는 마늘과 쑥을 비롯해 냉이, 달래, 고들빼기, 씀바귀, 참취 등 봄철 식단에 반찬으로 이용된 식물, 그리고 사찰에서 사용해 왔던 침향 등도 허브의 범주에 넣을 수 있다. 또한 한방 처방전에도 산박하, 익모초, 배초향 등 많은 약용 식물들이 포함되어 있으며, 1610년에 완성된 동의보감에서는 다양한 약용식물들의 활용법이 기록되어 있다.

　기원전에 이미 고대 중국에서는 향유 성분을 사용하였다. B.C 2,697~2,597년에 기록된 '황제내경'에서 여러 천연 향료들을 사용했다는 기록이 이를 뒷받침한다.

　동양에서는 그 후 에센셜 오일을 사용하는 방법보다는 식물을 달여서 탕약으로 복용하는 의학, 즉 한의학이 발전하였다.

　인도의 가장 오래된 의학으로 아율베다(Ayurvedic)가 알려져 있는데, 아율베다의 원리들 중 하나가 마사지이며, 천연 향유가 자주 사용되었는데 특히 샌달우드(백단)향이 많이 사용되었다.

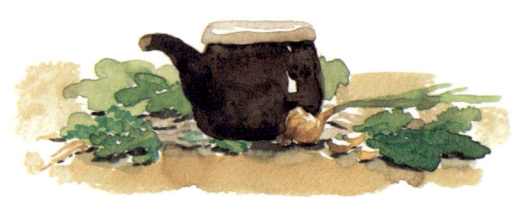

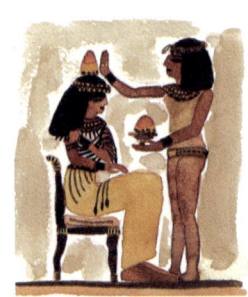

테베(고대 이집트 수도)의 벽화로
서 하녀가 부유한 이집트 귀족여
성에게 향을 발라주고 있다.

이집트

고대 이집트의 경우 B.C 3,000년경 멤피스 시를 건설했던 이집
트의 첫번째 통치자 맨즈왕의 무덤에서 향유 성분을 사용했던
기록이 발견되었다.

이집트는 의학, 약학, 향료, 화장품 등 과학의 요람이었다. 이집
트인들은 신에게 바치는 제물로서 향료를 사용하였으며, 각각의
신전에는 향료를 준비하는 조그만 방이 있었다. 그 당시 의사의
역할도 함께 수행했던 제사장들은 수지나 향유, 분말들을 가지
고 의료의 목적 이외에도 종교 의식적 행위, 또는 시신 방부처
리, 미이라 등에도 사용하였다.

또한 고대 파피루스 문헌에는 약초를 이용한 치료법 등이 상세
히 소개되어 있다.

이집트의 마지막 여왕인 클레오파트라는 목욕할 때나 평상시에
도 로즈 향을 좋아해 애용했다.

그리스

고대 그리스인들은 향유를 사용했으며. 상처 치유를 위해 몰약
연고를 사용하였다. 현대 의학의 아버지로 칭송받고 있는 히포
크라테스는 매일 향유를 이용한 향기로운 목욕과 마사지법으로
건강을 유지했다고 한다.

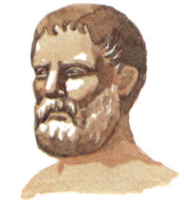

히포크라테스(B.C 460~370)

로마

로마인들은 향유를 의료적 목적 이외에도 미용의 목적으로 사용하였다. 목욕하기 전과 후에 향유를 사용하였으며 향수로도 사용하였다. 고대 로마 사람들은 목욕을 즐겼는데 이때 많은 향유를 사용하였다.

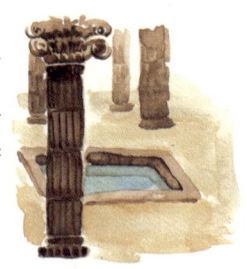

중동(The Middle East)

아랍(페르시아)의 의학자이며 물리학자인 아비센나(Avicenna, AD 980~1037)는 냉각 장치를 발견하여 활용함으로써 순수한 오일만의 에센셜 오일을 추출하는 증류법을 최초로 성공시켰다.

이스라엘

성경 여러 곳에서 향유가 등장하고 예수님이 탄생하실 때 동방박사가 세 가지 선물(몰약, 유향, 황금)을 가지고 가서 예수님께 바쳤다.

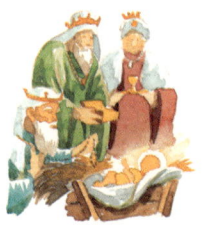

중세(The Middle Age)

14세기부터 17세기까지 유럽에는 주기적으로 전염병(흑사병)이 유행하였는데 허브와 에센셜 오일을 취급했던 사람들은 대부분 전염병에 걸리지 않았다고 한다. 이때 유럽 사람들은 마당이나 길거리에서 Pine(소나무)나 로즈마리 등을 태워 질병의 확산을 막았다고 한다. 이는 허브와 에센셜 오일의 강력한 살균 효과를 입증해 주는 것이라 하겠다. 특히, The Thieves' Essential Oil(도둑들의 에센셜 오일)은 유명한 일화로 남아있다.

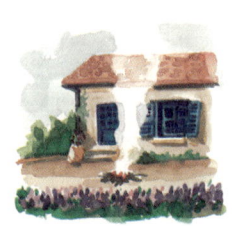

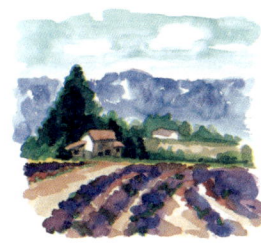

유럽

헝가리의 엘리자베스 여왕은 1370년경 로즈마리와 알코올을 이용해 만든 '헝가리 워터'를 사용해 건강을 되찾고 아름다움을 유지했다고 한다.

향문화는 유럽 중에서도 프랑스에서 우선 꽃을 피우게 된다. 1560년경부터 프로방스 그라스 지방에서 허브가 본격적으로 재배되기 시작한다. 그라스는 지중해성 기후로 허브의 재배에 있어서 우수한 조건을 갖춘 곳으로 품질이 우수한 에센셜 오일들이 생산되었다.

현대의 아로마테라피

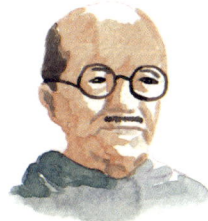

가테포세(1881~1950)

가테포세 (Rene – Maurice Gattefosse)

프랑스 화학자이자 조향사인 르네 모리스 가테포세는 어느날 실험실에서 실험을 하던 중 손에 화상을 입어 우연히 라벤더가 들어 있는 오일통에 손을 넣게 된다. 그런데 이상하게도 화상입은 손이 상처나 수포없이 빨리 치유되는 것을 발견하였다. 그 이후로 에센셜 오일들이 미생물에 미치는 영향에 대해 연구하여 에센셜 오일들이 뛰어난 방부제 역할을 한다는 것을 발견하였다. 그는 1937년 출간된 출판물 제목에 『Aromatherapie』라는 용어를 처음 사용하여 그 공로를 인정받았다.

쟝 발렛 (Dr. Jean Valet)

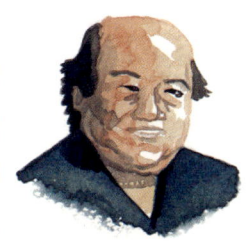

프랑스 군의관(외과의)으로서 1948년에서 1959년까지 인도차이나전쟁 중에 상처를 치유하는 데 에센셜 오일을 사용하여 큰 성과를 거뒀으며 전쟁에서 정신적인 고통을 호소하는 환자들에게 정서적, 심리적 치료로 에센셜 오일을 성공적으로 이용하였다. 그는 풍부한 치료 경험을 토대로 1964년에 'Aromatherapie' 라는 포괄적인 문헌을 발표하였고, 1982년 Robert Tisserand에 의해 영문으로 발간된 『The Practice of Aromatherapy』는 프랑스 메디컬 아로마테라피 임상의 고전적인 교과서로 알려져 있다.

쟝 발렛(1920~1995)

마가렛 모리 (Marguerite Maury)

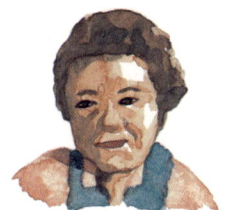

프랑스 생화학자인 마가렛 모리 여사는 에스테틱 아로마테라피의 정립을 위해 노력하였다. 그녀는 에센셜 오일의 피부재생 효과에 대해 연구하였고, 1950년대에 영국으로 건너가 아로마테라피 클리닉을 영국에 설립하고, 1961년에 『The Secret of Life and Youth』(삶과 젊음에 대한 비밀)이라는 책을 통하여 마사지는 물론, 기분을 변화시킬 수 있는 정신치료 물질로서 에센셜 오일의 중요성을 강조했으며, 전인적 아로마테라피의 발전에 크게 기여했다.

마가렛 모리(1895~1968)

에센셜 오일(Essential 에)이란?

에센셜 오일 = '식물의 에너지'

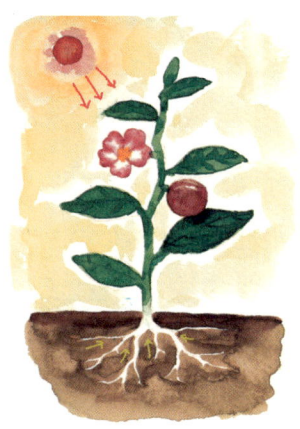

에센셜 오일은 아로마테라피의 근본이 되는 물질로 향기나는 식물(Herb)의 꽃, 잎, 줄기, 뿌리, 열매, 껍질, 수지 등에서 다양한 방법으로 추출한 휘발성 오일(Volatile Oil)를 뜻한다. 토양에너지(음)와 태양에너지(양)의 음양의 조화에 의해 식물이 성장을 하게 되는데, 에센셜 오일은 식물이 가지고 있는 이러한 에너지, 즉 生命力(＝氣)을 그대로 간직한 물질(Living Substance)이라고 할 수 있다.

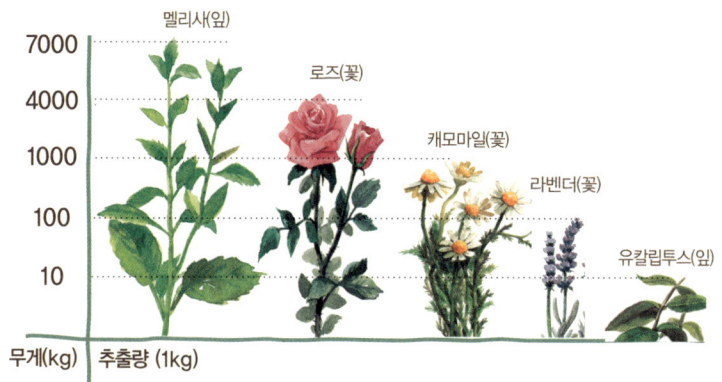

허브 식물별 에센셜 오일 추출량(1kg)

참고 유칼립투스(잎) 10kg을 추출하면 에센셜 오일 1kg이 얻어진다.

사람과 식물의 연관 관계

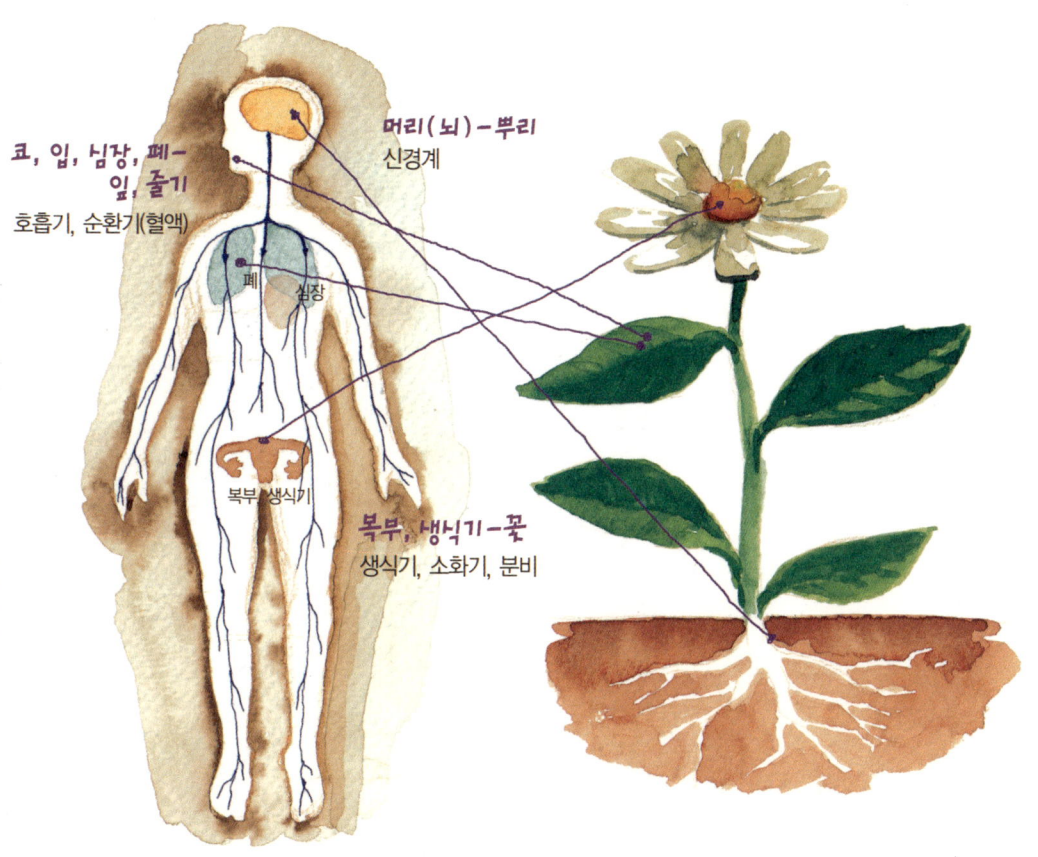

머리(뇌) – 뿌리
신경계

**코, 입, 심장, 폐 –
잎, 줄기**
호흡기, 순환기(혈액)

폐   심장

복부 생식기

복부, 생식기 – 꽃
생식기, 소화기, 분비

참고 : "Human being and Plants"
by Rudolph Steiner(1861~1925)

식물 부위와 에센셜 오일의 연관 관계

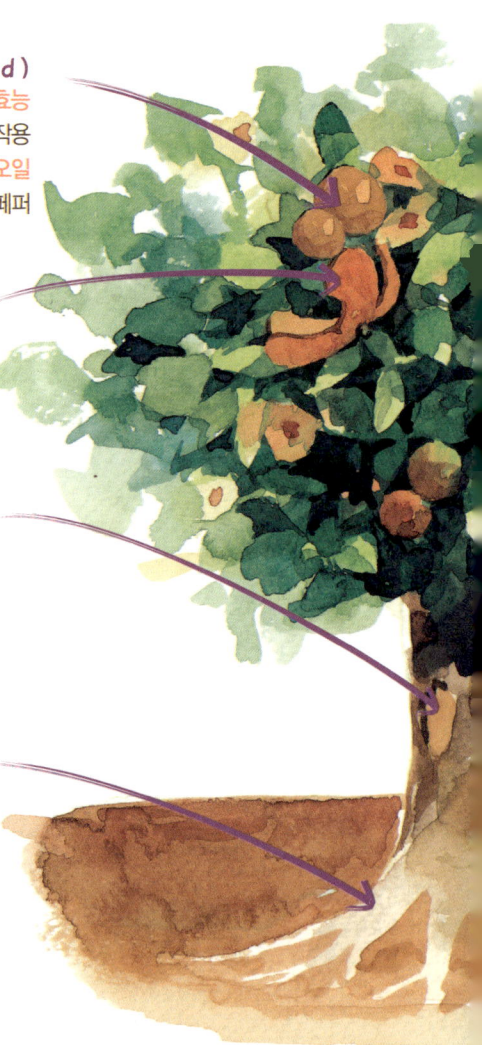

열매, 씨앗 (Fruit , Seed)
효능
소화 촉진, 비뇨기(이뇨작용), 해독작용
에센셜 오일
펜넬, 코리안더(고수), 쥬니퍼베리, 블랙페퍼

감귤류 과일 껍질 (rind)
효능
기분 고조, 기분 전환, 살균, 원기 왕성, 지성피부
에센셜 오일
레몬, 오렌지, 버가못, 그레이프후룻, 유자, 라임

줄기 (수지 : Resin)
효능
상처 치유(살균, 소독), 심신 안정(이완)
호흡기 질환(카타르), 노화피부, 피부 재생
에센셜 오일
몰약, 유향, 벤조인

뿌리 (Root)
효능
원기 회복, 신경계 강화, 정신 강화, 안정
에센셜 오일
진저(생강), 베티버

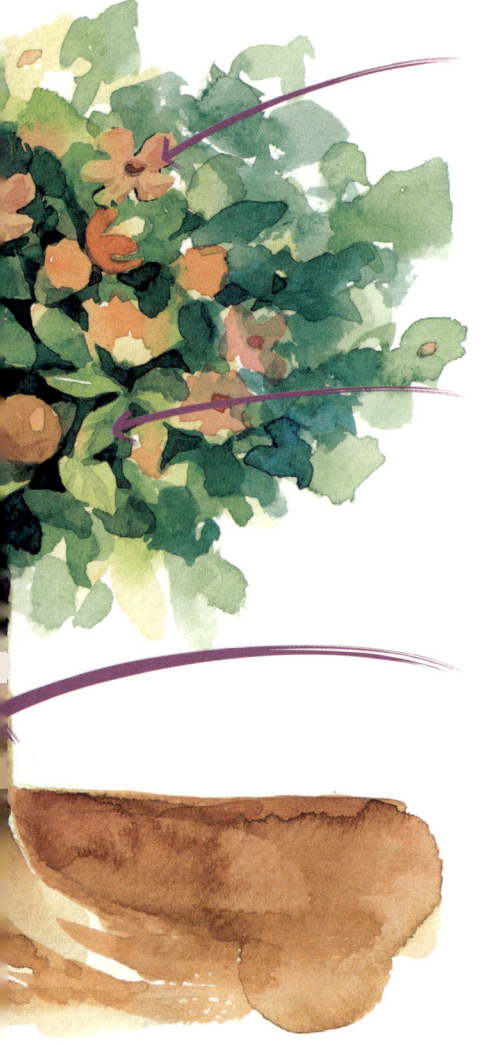

꽃봉우리 (Flower , Blossom)
효능
생식 기능 강화, 감정 조절(항우울),
호르몬 조절, 노화피부, 피부 재생
에센셜 오일
로즈, 자스민, 네롤리, 일랑일랑, 캐모마일,
라벤더, 제라늄(꽃, 잎)

잎 (Leaf)
효능
호흡기 강화, 면역력 강화, 순환 촉진
에센셜 오일
유칼립투스, 로즈마리, 티트리, 페퍼민트,
타임, 파인, 사이프러스, 페티트그레인

줄기 (나무 : wood)
효능
근골격 강화, 비뇨 생식기 강화, 순환촉진,
건성, 민감성피부
에센셜 오일
로즈우드, 샌달우드, 시더우드

05 에센셜 오일은 어떻게 추출 되나요?

수증기 증류법(Steam Distillation)

라벤더, 페퍼민트, 유칼립투스, 로즈마리, 티트리, 캐모마일 등 전체 에센셜 오일 중 80% 이상.

① 식물의 추출 부위(허브)가 증기에 의해 데워지게 된다.

② 열과 증기는 식물 세포의 오일 주머니를 터트려 식물로부터 휘발성 물질(에센셜 오일)이 나오게 한다.

③ 에센셜 오일 성분이 증기와 함께 관을 통해 냉각기를 통과하게 된다.

④ 냉각기를 통과하면서 액화 현상으로 인해 액체로 변하고 용기에 모아지게 된다.

⑤ 밀도 차이로 인해 가벼운 오일 성분은 위(에센셜 오일)로, 무거운 물 성분은 아래 부위(플로럴 워터, 하이드로솔)로 분리가 된다.

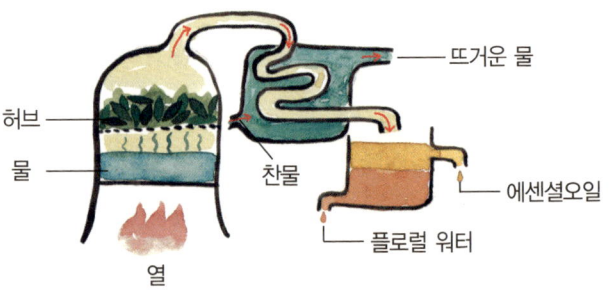

압착법(Expression)

감귤류: 버가못, 레몬, 오렌지, 그레이프후릇, 만다린, 유자 등

시트러스계열(감귤계)의 오일을 얻는 데 많이 사용하는 방법으로, 예전에는 과일의 껍질을 손으로 직접 짜서 스펀지에 모아 오일을 얻었다. 그러나 오늘날에는 대부분 이 작업이 기계에 의해 이루어지며, 추출된 혼합물은 원심분리기에 의해 에센셜 오일과 수분, 껍질로 각각 분리된다.

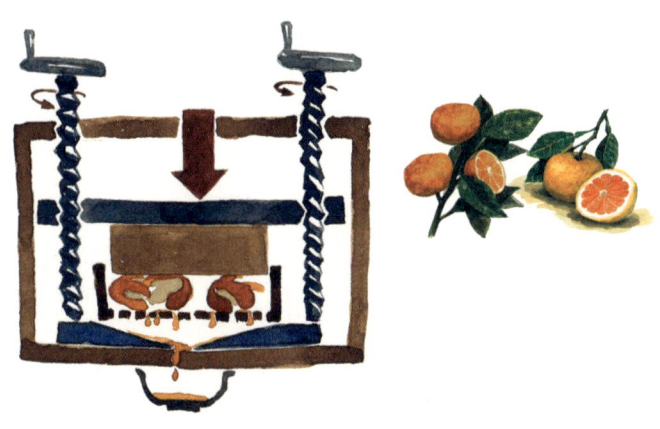

용매 추출법(Solvent Extraction)

로즈 앱솔루트, 재스민 앱솔루트

 용매 추출법은 매우 부드러운 추출 방법으로, 수증기 증류로 에센셜 오일을 추출하기 어려운 경우나 식물의 섬세한 향을 파괴할 우려가 있는 경우에 주로 사용하며 식물의 꽃 등을 헥산과 에테르 같은 휘발성 용매를 사용하여 얻어내는 방법이다.

① 식물의 추출 부위(로즈 꽃, 재스민 꽃 등)를 휘발성 유기용매(헥산, 에테르 용액 등)에 용해시킨다.

② 여기에 약한 열을 가하면 용매가 증발되고, 식히면 추출물이 굳어져 콘크리트(Concrete:휘발성 물질+왁스)가 형성된다.

③ 이 콘크리트에 알코올을 가하면 왁스는 그대로 남아있고 방향성 물질이 알코올에 용해된다.

④ 알코올에 용해된 방향성 물질을 냉각시키고 난 후, 필터링하여 알코올을 제거시키면 아로마 오일이 얻어지는데, 이를 앱솔트(Absolute)라고 한다.

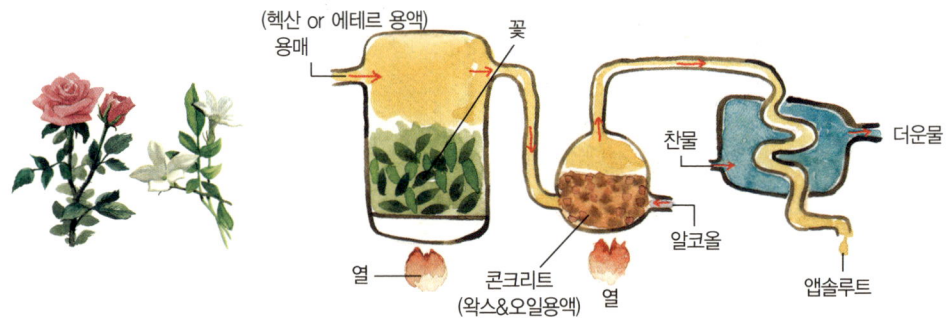

이산화탄소 추출법(CO₂ Extraction)

이 방법은 이산화탄소가 초임계가 되는 31~33℃의 실온에서 이루어지므로 열에 매우 약한 휘발성 성분을 파괴시키지 않고 그대로 추출할 수 있는 새로 개발된 최고 품질의 에센셜 오일을 얻는 방법이다. 하지만 고압이 필요하기 때문에 이에 맞는 고가의 장비가 필요하다.

냉침법(Enfleurage)

장미, 재스민 등

과거부터 많이 사용되어진 전통적인 방법으로 가장 오래된 추출 방법이긴 하나 최근에는 거의 사용되지 않고 있다.

① 깨끗하고 향이 없는 지방을 유리판 위에 바른 후 그 위에 신선한 꽃잎들을 덮는다.

② 시들은 꽃잎은 떼어내고 다시 신선한 꽃잎으로 대치한다.

③ 지방에 휘발성 물질이 포화될 정도로 얻어지면(포마드라고 부름) 알코올을 이용하여 지방과 에센셜 오일을 분리한 후, 다시 알코올을 완전히 제거하면 에센셜 오일을 얻을 수 있다.

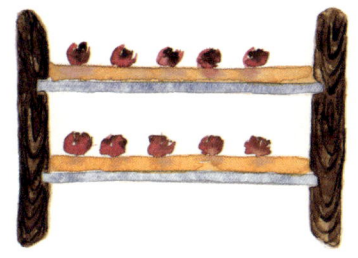
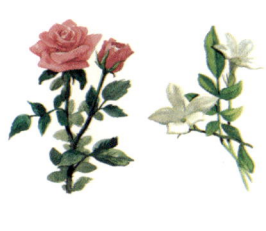

06 에센셜 오일은 인체에 어떻게 작용하나요?

후각을 통한 흡수

향기 분자 흡입 → 점액(mucus)에 닿아 용해됨 → 섬모(Cilia)에 향기 분자가 결합 → 후각세포(Olfactory cells)에 전달 → 엑손 신경돌기 (Axon) → 향기분자가 전기적 신호로 바뀜 → 후구(Olfactory bulb)에 전달 → 후삭(Olfactory tract) → 변연계(Limbic System) : 감정, 성욕, 식욕, 기억, 학습기능 조절

전기적 신호가 시상하부(수분, 체온 조절)와 뇌하수체(호르몬 사령탑)에 전달되어 자율신경, 호르몬을 조절한다. 또한 대뇌 신피질, 해마에도 자극이 되어 상상력과 기억력에도 영향력을 미친다.

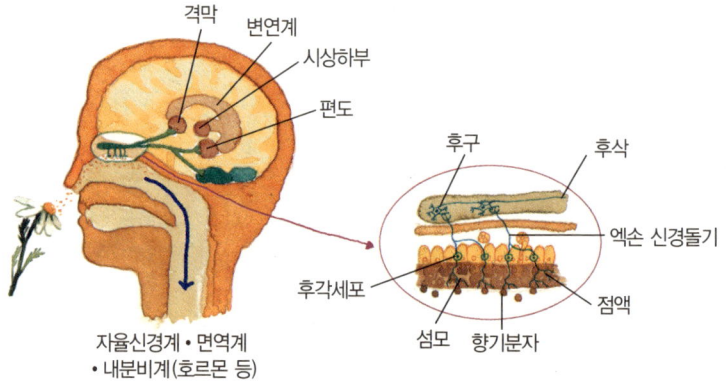

폐를 통한 흡수

향기 분자 → 코 → 인두(Pharynx) → 후두(Larynx) → 기관
(Trachea) → 기관지(Bronchi) → 세기관지(Bronchioles) →
폐포 : 가스교환(산소 흡수, 이산화탄소 방출) → 전신순환 → 배출
(땀, 피부, 소변, 대변, 호흡)

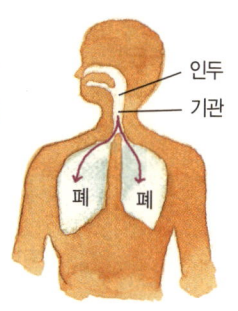

일부 오일은 몸 안의 특정 기관이나 조직에 친화력이 있어
오일이 그 부분에 도달하면 특별한 효과를 나타낸다. 또 어떤
오일들은 몸 전체에 전반적인 효과를 나타내기도 한다.

예) 프랑킨센스 → 폐,   로즈, 캐모마일 → 여성생식 기관,   버가못 → 비뇨기계

피부를 통한 흡수

향기 분자 → 표피 사이로 침투 → 피부의
진피층 → 모세혈관, 림프 순환 → 전신
순환

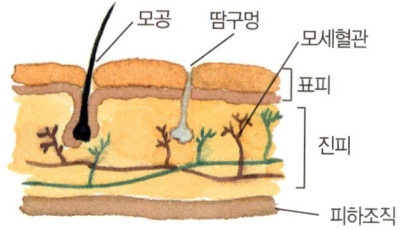

에센셜 오일의 작은 분자는 우리 인체
혈관 내까지 깊이 침투하여 혈액 순환과 신진대사 정상화를 돕
는다. 실례로 라벤더 오일을 피부에 마사지한 후, 20분이 경과되
었을 때 혈액내에서 라벤더 성분이 검출되었다.

참고 피부에 에센셜 오일을 마사지할 경우는 꼭 캐리어 오일에 희석해서 사용하세요~

 ## 좋은 에센셜 오일을 선택하는 방법은?

1. 차광색 병에 드롭퍼가 있는지?
2. 순도 100%의 천연 에센셜 오일인지?
3. 식물의 학명, 원산지, 추출 부위, 추출 방법이 기록되어 있는지?
4. 제조년월일 또는 유통기한이 표시되어 있는지?
5. 신뢰할 수 있는 기관에서 인증을 받았는지?

안좋은 오일

1. 모든 오일을 같은 가격으로 판매하고 있는 경우
2. 오일 원산지가 똑같이 표시된 경우
3. 섞음질하거나 합성성분을 섞어 만든 오일
4. 냄새를 맡았을 때 알코올 냄새가 나거나 산화된 오일
5. 오일을 물에 떨어뜨렸을 때 물에 뜨지 않고 물과 잘 혼합되거나
   물이 탁한 색으로 변하는 경우

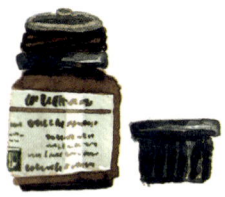

08 에센셜 오일을 잘 보관 하려면?

에센셜 오일은 햇빛, 열, 습도, 금속 등의 영향을 받으면 향과 색이 변질되기 쉬우므로 보관하는 데에도 주의가 필요하다.

1. 열, 빛, 산소 등으로부터 차단하기 위해 갈색, 녹색, 파란색 등의 차광 기능이 있는 유리병에 보관해야 한다.

2. 직사광선을 피해 통풍이 잘되는 어둡고 차며 건조한 곳에 오일병을 세워 보관한다.

3. 어린이의 손이 닿지 않는 곳에 보관한다.

4. 에센셜 오일은 휘발성이 높고 공기와 접촉하면 산화하여 변질되기 쉬우므로 사용한 후에는 뚜껑을 잘 닫아둔다.

5. 습기가 많은 곳에는 오일을 보관하지 않도록 한다.

6. 에센셜 오일의 보존 기간은 오일에 따라 차이가 있지만 대체로 개봉하지 않은 상태에서는 2년, 개봉한 후에는 1년 정도가 적당하다. 그러나 시트러스계열(감귤계)은 개봉 후 6개월 이내에 사용하는 것이 좋다. 반대로 샌달우드, 유향, 몰약, 베티버 등 오래 될수록 품질이 좋아지는 오일도 있다.

7. 캐리어 오일은 특히 산화, 부패하기 쉬우므로 5°C의 냉장고에 보관한다.

 # 에센셜 오일 사용시 주의할 점은?

1. 피부에 적용시킬 때에는 원액 그대로 사용하지 말고 희석해서 사용한다(원액 사용은 피부 자극, 알레르기의 원인이 될 수 있다).

2. 민감성 피부나 알레르기 체질인 사람은 사용하기 전에 민감성에 대한 테스트(패치 테스트)를 실행하고 나서 안전할 경우에만 사용해야 한다. 목 뒤나 팔 안쪽에 2% 희석오일(캐리어 오일 5㎖에 에센셜 오일 2방울)로 패치 테스트를 하여, 12시간 뒤 붉어지거나 가려우면 더 희석해서 사용하거나 다른 오일로 대치한다.

3. 버가못 등 시트러스 계열의 오일은 감광성에 주의한다.
   시트러스 계열(감귤계) 오일 중에서 버가못이 가장 감광성에 주의해야 하는 오일이고, 그 다음으로는 라임, 레몬, 그레이프후룻 순이다. 감광성 오일은 주로 밤에 사용하거나 최소 18시간 이상 지난 후에 자외선에 노출되는 게 바람직하다.

4. 에센셜 오일을 사용할 때는 정확한 용량을 지켜야 한다.
   얼굴에 적용할 때는 1~2%, 몸에 적용시에는 3~4%로 캐리어 오일에 희석해서 사용한다.

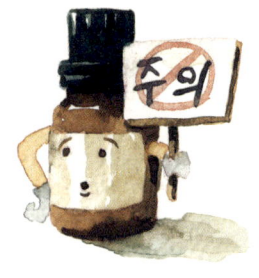

5. 에센셜 오일은 모두 피부와 점막을 자극할 수 있으므로 주의해야 한다. 또한 눈에 들어가지 않도록 주의가 필요하다.

6. 임산부, 고혈압 환자, 간질 환자 등 특정 상태나 증상에는 사용량을 1/2로 줄이고 금지된 특정한 에센셜 오일을 사용하지 않는다.

7. 의사의 처방없이 에센셜 오일을 복용해서는 안된다(간독성, 약물상호작용 등이 발생할 수 있다).

8. 어린이 사용시 주의한다.
   사용시 성인 용량의 1/2~1/4로 희석하고, 안전한 오일로만 사용한다.

참고 어린이 사용 가능 오일 : 라벤더, 캐모마일 로만, 캐모마일 저먼, 만다린, 네롤리, 로즈 오또 등

9. 오일을 다양하게 사용한다.
   인체에 내성이 생길 수 있으므로 3~4개월 이후 다른 오일로 대체한다.

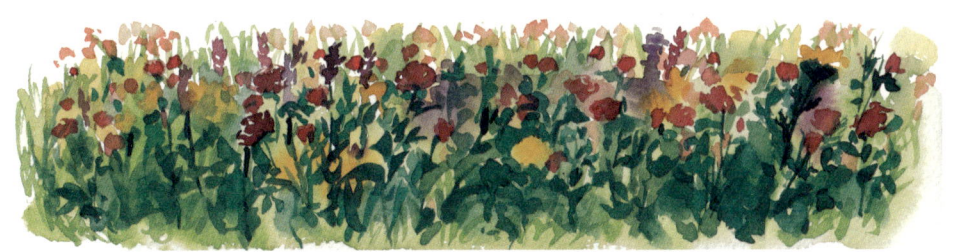

10 에센셜 오일을 재미있게 즐기는 방법은?

아로마 발향법(확산법) 향기를 즐기는 간단한 방법

양초 발향 램프

양초의 열을 이용해 에센셜 오일을 확산시키는 가장 일반적인 방법으로 양초의 밝은 불빛이 아로마테라피 효과를 한층 높여준다.

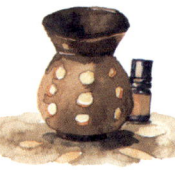

나용법

램프 접시에 4/5 정도의 물을 채우고 에센셜 오일 5~8방울 정도를 떨어뜨린다(일반 거실 기준). 그리고 준비해 놓은 양초에 불을 붙이고 1~2시간 정도 발향한다..

전기 램프(아로마 라이트)

전구의 열로 에센셜 오일을 데워서 향을 발향시키는 방법으로, 불을 사용하지 않아 안전하고 실용적이다.

나용법

램프 접시에 물(4/5 정도)을 넣고 에센셜 오일 5~8방울을 떨어뜨린 후 전기 콘센트를 꽂아 램프를 켠다. 어떤 전기 램프는 램프 접시가 작아서 에센셜 오일만 떨어뜨려야 하는 경우도 있다.

아로마 디퓨저

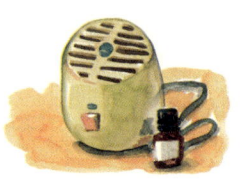

에센셜 오일 분자를 공기 중에 확산시키는 방법으로 넓은 공간에 적용하기에 좋다. 열을 사용하지 않으므로 안전하며, 원액 그대로 사용하기 때문에 에센셜 오일 그 자체의 향을 오래 즐길 수 있다는 장점이 있다.

아로마 목걸이

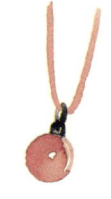

남녀 노소 누구나 쉽게 아로마 목걸이에 에센셜 오일을 떨어뜨려 사용할 수 있는 간단한 방법으로 특히 호흡기 증상이나 기분 전환에 도움이 된다.

티슈, 손수건

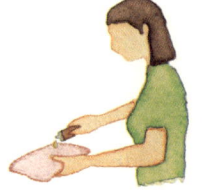

언제 어디서든 간단히 에센셜 오일 향기를 즐길 수 있는 방법이다. 1~2방울 떨어뜨려 코에 가까이 하여 향기를 흡입한다.

아로마 가습기

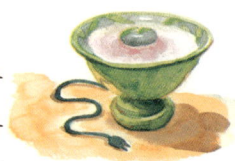

가습기는 주로 겨울철이나 환절기에 많이 사용하는데, 아로마 전용 가습기에 에센셜 오일 8~10방울 정도를 떨어뜨려 사용하면 향기 뿐만 아니라 살균, 소독 효과도 있으며 감기, 냄새 제거 등에도 도움이 된다.

컵

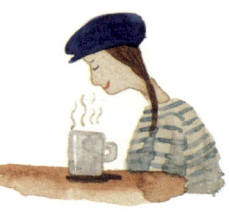

어디서나 간단하게 에센셜 오일 향기를 즐길 수 있는 방법으로 초기 감기나 호흡기 감염 등에 도움이 된다. 컵에 뜨거운 물을 4/5

정도 넣고 에센셜 오일을 1~2방울 떨어뜨린 후, 컵에 코를 가까이 대고 향기를 흡입한다. 흡입 후에 가글링을 해도 좋다.

페이셜 스팀 · 흡입법

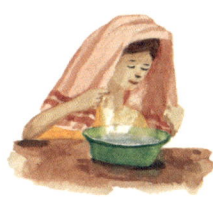

 집에서 쉽게 즐길 수 있는 방법으로 목이 아프거나 코막힘, 감기 등에 효과가 있으며, 동시에 향기 나는 스팀을 얼굴에 쐬어 피부 보습은 물론 살균, 소독, 그리고 모공 속 노폐물을 제거하는 데 도움이 되는 방법이다.

나용법

세면기 또는 대야에 뜨거운 물을 1리터 정도 넣는다. 에센셜 오일을 2~3방울 떨어뜨린 후, 목욕 타올로 얼굴 전체를 감싼다. 수면에서 15cm 정도 가까이 대고, 눈을 감아 수증기를 코와 입으로 흡입한다. 5~10분 정도 기분 좋다고 느껴질 때까지 흡입한다.

입욕법

 아로마 입욕 방법은 코로 향을 흡입하여 즐기는 방향욕의 효과와 동시에 에센셜 오일을 피부로 침투시키는 효과를 얻을 수 있다.

전신욕

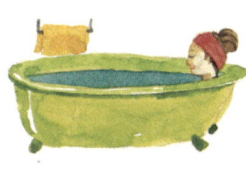

 에센셜 오일을 8~10방울을 유화제(바디워시, 올리브리퀴드 등)에 섞은 후 욕조에 넣고 잘 저은 후 20~30분 정도 입욕한다.
 휴식하기 위해서는 따뜻한 물(35~38℃)로, 기분전환이나 원기 회복에는 뜨거운 물(40℃ 정도)로 입욕하는 것이 좋다. 이때 우유, 꿀 등을 첨가하면 보습에 효과적이다.

＊ 유화제는 최대한 향기가 없는 것으로 사용하는 것이 안전하다.

반신욕

욕조에 가슴 밑 정도까지 뜨거운 물을 받고 에센셜 오일을 5~8
방울 정도 유화제에 넣어 섞은 후 욕조에 넣고 20~30분 정도
편안하게 입욕을 즐긴다.

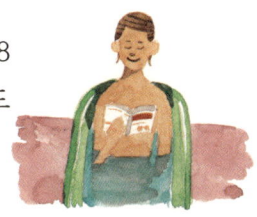

좌욕

변비, 치질, 생리 불순, 방광염, 질염 등의 증상이 있을 때 효과
적인 방법이다.

깨끗한 대야에 히프가 잠길 정도로 물을 채우고 에센셜 오일을
5~6방울 유화제에 넣고 섞은 후 대야에 떨어뜨린 후 잘 섞고 나
서 5~10분 정도 좌욕한다.

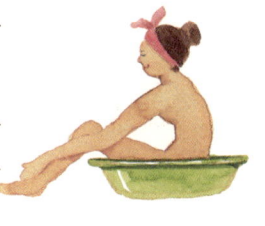

수욕

손, 손목과 팔의 피로, 동상, 거칠어진 손, 어깨 결림, 혈액순환
등에 효과적인 방법이다.

대야에 40도 정도의 뜨거운 물을 손목 윗부분까지 붓고, 에센
셜 오일을 3~4방울 유화제에 넣고 섞은 후 대야에 떨어뜨린 뒤
잘 저어 5~10분 정도 수욕한다. 이때, 손의 지압점을 마사지하
면 더욱 효과적이다.

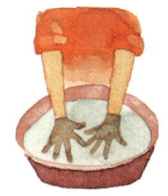

팔꿈치욕

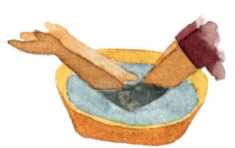

 꺼칠꺼칠한 팔꿈치, 팔의 혈액순환이 잘 안 되거나 어깨 결림, 두통 등에 효과적인 방법이다. 대야에 따뜻한 물을 담아 놓고 에센셜 오일 3~4방울을 유화제에 넣고 섞은 후 대야에 떨어뜨려서 저은 후 5~10분 정도 양 팔꿈치를 담근다.

족욕

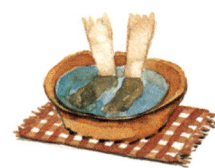

 다리 부종, 오래 서서 일하는 사람, 냉한 체질, 무좀, 동상 등에 효과적인 방법으로 족욕을 하면 몸 전체의 혈액순환이 좋아지게 된다.
 대야에 40~43℃ 정도의 뜨거운 물을 채우고 에센셜 오일을 3~5방울을 유화제에 넣고 섞은 후 대야에 떨어뜨려서 잘 저은 후 15분 정도 족욕한다. 물이 식으면 뜨거운 물을 채워넣어서 온도를 유지하도록 한다. 전용 족탕기를 사용해도 좋다.

습포법(찜질법)

 피부에 따뜻하거나 차가운 찜질을 해서 증상을 완화시키는 방법이다.

온습포

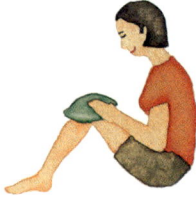

 어깨 결림, 요통, 복통, 관절염, 생리통 등에 효과적이며 주로 만성 질환에 많이 사용한다.
 세면기에 뜨거운 물을 채우고 에센셜 오일을 3~5방울 떨어뜨려서

잘 저은 후 타올을 적신 뒤 물을 짜서(손 화상 주의) 통증이 있는 곳에 붙이고, 타올이 식으면 타올을 교체하고 증상이 가볍게 될 때까지 반복한다.

냉습포

발열, 화상, 가벼운 타박상, 염증, 삐었을 때, 발의 피로 등에 효과적이며 주로 급성 질환에 많이 사용한다.

냉수에 에센셜 오일을 3~5방울 정도 넣고, 나머지는 온습포와 같은 요령으로 각 부위에 습포한다.

마사지법

아로마테라피의 여러 방법 중 가장 효과적인 방법으로, 에센셜 오일을 피부에 빠르고 깊게 흡수시켜서 혈액순환, 림프순환을 촉진시킨다. 또한 인체의 에너지 흐름의 균형을 잡아주고 강화시키는 역할을 한다. 누구나 손쉽게 오일을 도포하여 마사지할 수 있다. 에센셜 오일은 강력하게 농축된 물질이므로 피부에 적용할 때는 반드시 캐리어(베이스) 오일에 희석하여 사용해야 한다.

참고 • 얼굴에 사용시 : 캐리어 오일 5ml(밥숟가락 1스푼)에 에센셜 오일 1방울(1%)
　　 • 몸에 사용시 : 캐리어 오일 5ml(밥숟가락 1스푼)에 에센셜 오일 3방울(3%)
　　 • 유아, 12세 이하의 어린아이, 노약자는 1% 미만으로 희석한다.

기타

가글링

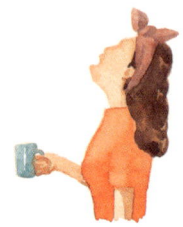

오심, 구토증, 구취 제거, 치주염, 충치 예방, 목이 아플 때 등에 효과적인 방법으로 물 1컵에 에센셜 오일 1~2방울을 섞은 뒤 입 안을 헹구면 된다.

참고 어린아이들은 마실 위험이 있기 때문에 하지 않는 것이 좋다.

명함집, 지갑

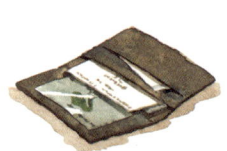

명함을 꺼내서 줄 때 자신이 좋아하는 향을 선물한다면 어떨까? 또한 지갑에서 자신이 좋아하는 향이 난다고 상상해 보자. 생각만 해도 기분이 좋아지지 않는가?

명함집이나 지갑에 포스트잇이나 명함에 끼어 있는 속지를 활용해 자신이 좋아하는 에센셜 오일을 2~3방울 떨어뜨려 같이 넣어 둔다. 그러면 명함에서나 또는 지갑을 열 때 늘 자신이 좋아하는 향을 즐길 수 있다. 또한 상대방이 나를 좋은 인상으로 기억하지 않을까?

생활 용품, 화장품 등에 적용

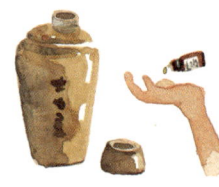

자신이 사용하는 바디클린저 샴푸 또는 로션, 영양크림 등에 취향(효능)에 맞는 에센셜 오일을, 사용할 때마다 1방울 정도 넣어 잘 섞은 후 사용한다.

여성 생리대

 여성에게 한 달에 한 번 찾아오는 마술. 생리대에 라벤더 또는 티트리 한 방울을 떨어뜨리면 하루를 상쾌하게 보낼 수 있다.

참고 그 외 다양한 적용 방법은 PartⅢ 생활 아로마를 참조하세요.

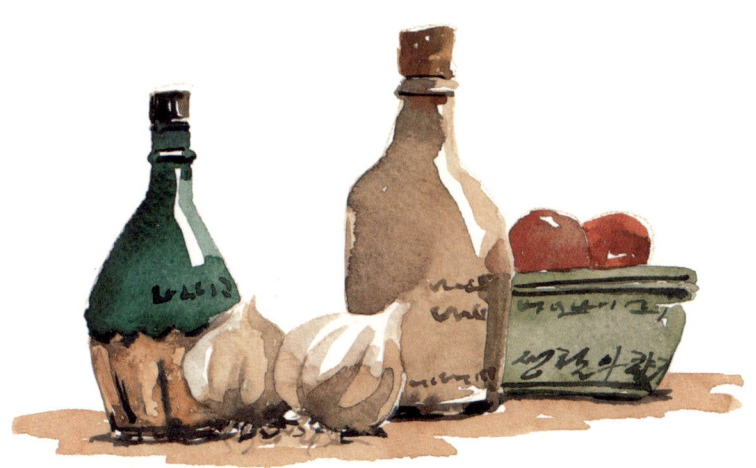

11 플로럴 워터는 뭐야?

플로럴 워터(Floral Water)는 수증기 증류법으로 허브에서 에센셜 오일을 추출할 때 얻어지는 허브 추출물(수용성)이다. 근래에 들어서는 하이드로솔(Hydrosol)이라고도 한다. 플로럴 워터의 pH는 2.9~6.5에 이르는 약산성으로 피부에 자극이 적고 사용감도 부드러워 천연 스킨, 보습용 미스트 또는 애프터쉐이빙 등으로 널리 사용되고 있다.

또한 1L당 에센셜 오일 성분이 0.002~0.005% 정도 함유되어 있어 플로럴 워터 자체로도 살균, 소독, 보습의 효과가 있다.

주로 한 가지 워터로 사용하지만, 2~3가지 워터를 브랜딩하여 사용해도 효과적이다.

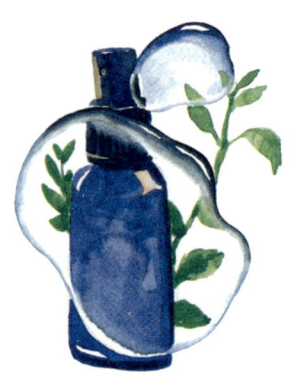

워터명	학 명	pH	효 과
로즈	Rosa damascena	4.1 ~4.4	정상, 복합성, 예민 피부 등 모든 피부에 사용 가능하며 피부 정화와 혈관강화 효과가 있다. 가슴설레는 로즈향으로 여성들이 가장 선호하는 워터이다.
오렌지 블로섬 (네롤리)	Citrus aurantium var.amara	3.8~4.5	건성 피부, 노화 피부 등에 적용하여 피부에 보습을 충분히 주어 세포의 성장, 재생을 돕는다. 오렌지 꽃의 은은하고 지적인 분위기가 향으로 전달된다.
캐모마일	Anthemis nobilis	3.0~3.3	민감성 피부, 트러블이 있는 피부에 가려움증을 완화시키며 피부 진정, 눈의 피로에 도움을 준다. 은은하게 나는 캐모마일 향은 시간이 지날수록 매력을 느끼게 된다.
라벤더	Lavandula angustifolia	5.6~5.9	지성, 복합성 피부, 트러블이 있는 피부에 적합하며 가벼운 화상이나 상처 등의 염증을 가라앉히고 두피, 모발 정화와 강화에도 도움을 준다. 증류되어 숙성된 향이 처음에는 익숙하지 않으나 사용감의 효과는 기대 이상이다.
위치하젤	Hamamelis virginiana	4.0~4.2	지성, 노화 피부, 얼굴이 잘 붓는 사람들에게 적합하며 항산화 작용과 수렴작용으로 정맥류, 치질, 비만 관리에도 도움을 준다.
콘플라워	Centaurea cyanus	4.7~5.0	건조, 예민 피부, 면역력 약한 피부에 적합하며 피곤하고 지친 눈에도 보습효과가 있다.(예 ; 콘텍트렌즈 착용자, 컴퓨터 관련 종사자 등) 다소 거친 듯한 느낌의 자연향으로 잠시 휴식을 취할 수 있는 향이다.
로즈마리	Rosmarinus officinalis	4.2~4.7	지성피부나 노화피부에 적합하며 헤어토닉으로도 좋다. 생기있는 로즈마리향은 피부젊음을 유지시켜준다.

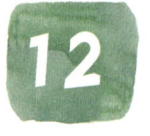

12 캐리어 오일은 어디에 사용하지?

캐리어 오일(Carrier Oil)은 말 그대로 에센셜 오일을 피부 속으로 운반해 주는 역할(배달원)을 하는 100% 천연식물성 오일을 말한다. 에센셜 오일을 피부에 적용할 때는 반드시 캐리어 오일에 희석해서 사용해야 하며, 희석 비율은 얼굴 : 1~2%, 바디 : 3~4% 정도가 적당하다.

캐리어 오일은 에센셜 오일을 고르게 분산시켜서 약리성분들을 피부에 효과적으로 침투하게 하고, 에센셜 오일의 휘발을 억제하며 피부에 고루 퍼지게 한다. 또한 많은 불포화지방산의 함유로 피부에 풍부한 영양을 공급한다. 모든 캐리어 오일은 가공하지 않은 식물성 재료(씨, 견과, 속)를 냉압착시켜 오일을 추출하므로 식물의 열매가 가지고 있는 천연 성분들을 그대로 함유하고 있다. 반면에 슈퍼마켓에서 판매하는 식물성 오일은 식용으로 이용하기 위해 정제되는 과정에서 발생하는 열로 인해 영양소가 파괴되어 있기 때문에 아로마테라피용으로는 적합하지 않다.

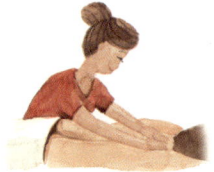

아로마테라피 초보 단계에서는 거의 하나의 캐리어 오일만 사용하지만, 시간이 지날수록 식물성 오일의 특성을 손으로 체험하고 나의 피부에 맞게 2~3가지를 브랜딩하여 사용하면 피부에 더욱 효과적이다.

● 점도가 낮아 피부에 빨리 흡수되며, 단독 사용 가능하다. 대중적인 오일이며 여름철에 많이 사용.

● 점도가 좀 더 있고 피부에 보습과 영양공급 등의 기능성 오일로 사용 가능하다. 바디오일에 브랜딩하거나 페이셜 오일로도 주로 사용.

● 점도가 높아 보습, 재생 기능은 뛰어나지만 단독 사용하기엔 피부내 흡수가 매우 느리다. 보습이 많이 필요한 피부나 겨울철에 많이 사용.

제 품 명	학 명	주요성분	특 징
스위트 아몬드 오일	● Prunus amygdalus dulcis	불포화지방산 (올레인산 60% 이상, 리놀레산), 비타민B, D 등	피부와 헤어의 우수한 보습제로서 습진, 건성 피부, 가려움증 등에 도움을 주며 마사지를 통해 근육 긴장과 경직, 통증이완에도 효과적이다. 대표적인 마사지 오일이다.
호호바 골든	● Simmondsia chinensis	불포화지방산, 단백질, 비타민E 등	액체왁스로 노란색을 띠며 섭씨 10도 이하가 되면 응고한다. 피부의 피지와 성분이 거의 유사하여 피부 친화성이 좋고 잘 흡수된다. 지성피부, 여드름, 얼굴, 두피에 많이 사용되며 신생아들의 보습제로 선호되는 오일이다.
로즈힙 오일	● Rosa canina	불포화지방산 (리놀레산, 리놀렌산) 단백질, 비타민 A,C	붉은 기운의 황금색을 띠며 세포성장 및 재생에 도움을 주며 콜라겐 생성을 촉진시켜 피부재생, 주름예방, 흉터완화, 화상, 상처, 튼살 등에 효과적이다. 일반적으로 다른 캐리어 오일에 10~20% 정도 희석해서 사용한다.
그레이프 시드	● Vitis vinifera	올레인산, 리놀레산	포도씨오일로 피부에 무자극적이고 빨리 스며들어 산뜻한 느낌의 장점이 있어 유분감이 많은 오일을 싫어하는 사람들에게 적합하다. 스포츠 마사지에 주로 사용한다.

제품명	학명	주요성분	특징
이브닝프림 로즈	Oenothera biennis	불포화지방산 (리놀레산, 감마 리놀렌산-GLA) 등	일명 달맞이꽃이라고도 하며 엷은 노란색을 띤다. 항알러지효과, 항염효과가 있어 아토피성 피부, 습진, 피부염증의 치료에 효과적이다. 여성 호르몬조절기능이 있어 생리통, 폐경기에도 좋다. 콜레스테롤 수치를 낮추어주는 효과가 있어 심장질환에도 사용한다. 그러나 빛이나 열, 습도 등에 약하므로 차고 어두운 곳에 보관해야 한다.
아프리코트 커넬	Prunus armeniaca	올레인산, 리놀레산, 토코페롤 함유	살구씨 오일로 건조, 노화피부와 예민 민감성 피부에 적합하며 습진, 가려움증 등에도 효과적이다. 끈적임이 적고 유연성이 좋을 뿐만 아니라 흡수도 빠르고 사용감이 매우 가볍다.
아보카도	Persea gratissima	불포화지방산, 미네랄(칼륨, 칼슘, 인, 마그네슘 등), 비타민A, D	'숲의 버터'라고 알려져 있으며 다른 캐리어 오일과 달리 과육에서 오일을 추출한다. 건조하고 가려운 피부, 노화피부, 마른습진에 효과가 있으며 피부보습 효과가 우수하다. 점도가 아주 강하므로 다른 캐리어 오일에 10~25% 희석해서 사용하면 좋다.
윗점	Triticum vulgare	리놀레산, 올레인산, 단백질, 비타민E	밀배아에서 추출한 담황색의 투명한 오일로 걸죽하며 비타민E 함량이 높아서 항산화 효과가 우수하다. 건성, 손상피부, 습진, 노화피부, 임신선, 흉터 등에 효과가 있어 아이크림 등에 소량 사용한다. 다른 캐리어 오일에 10% 정도 섞어서 사용한다.
칼렌둘라	Calendula officinalis	불포화지방산, 단백질, 비타민	일명 메리골드(금잔화)로 알려져 있으며 마서레이션(냉침법)에 의해 추출한다. 습진, 건조한 피부, 트고 갈라진 피부에 효과적이며 손상된 정맥, 정맥류, 멍, 상처나 베인 데 등에도 좋다. 수유중인 산모의 유두 통증 완화 마사지에도 효과적이다.

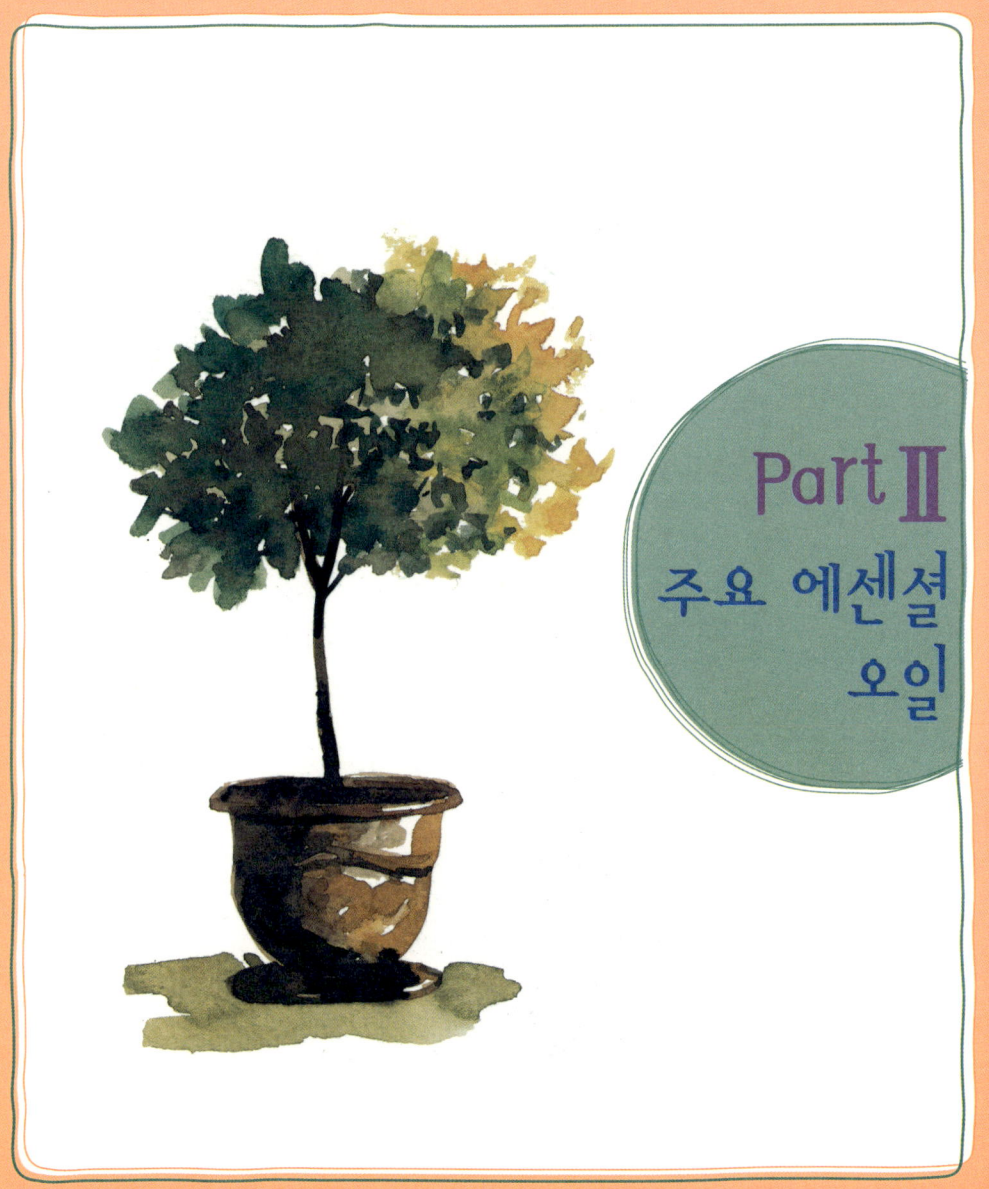

Part Ⅱ
주요 에센셜
오일

라벤더/릴렉싱

Lavender

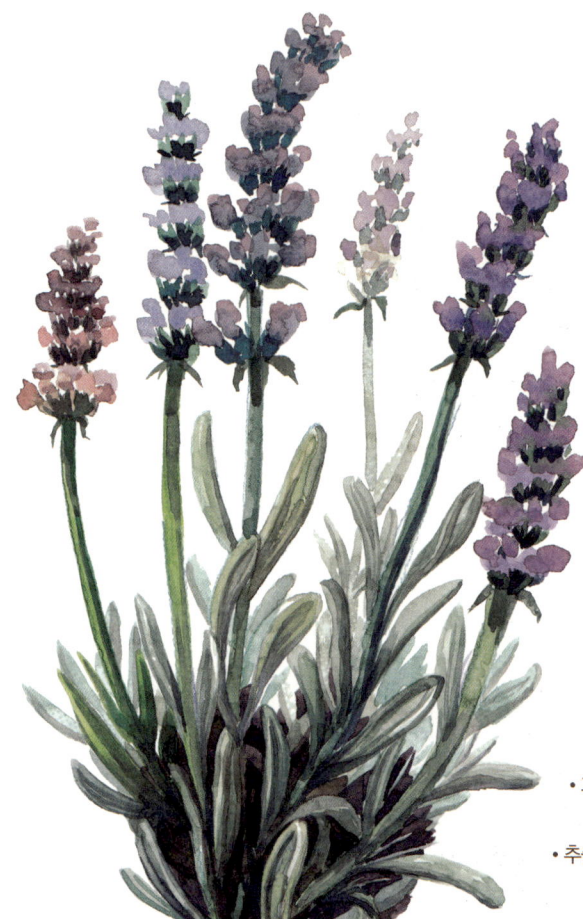

• 학명 : Lavandula
  angustifolia(officinalis)
• 과명 : 꿀풀과(Labiatae)
• 추출 부위 : 꽃
• 추출 방법 : 수증기 증류법
• 노트 : 미들

라벤더는 라틴어로 '씻다'를 의미하는 'Lavare(라바레)'가 어원이며 어린아이부터 노인까지 안심하고 사용할 수 있는 대표적인 릴렉스 향이다.

라벤더는 그 효능이 다양하고 쓰임새가 많아 에센셜 오일의 '약방의 감초', 또는 '만능 에센셜 오일'이라고도 불린다.

심신에 안정을 주어 릴렉스시킬 뿐만 아니라 숙면을 도와주는 향으로 유명하며, 가정 내 응급 상황 시 필요한 첫번째 오일이다.

깊은 잠을 못 이루거나, 혈압이 높을 때

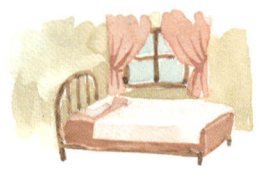

- 욕조에 물을 받고 라벤더 오일 6~8방울을 떨어뜨려 반신욕이나 전신욕을 한다.
- 티슈나 손수건에 라벤더 오일 1~2방울을 떨어뜨려 심호흡을 하거나 베개 옆에 둔다.
- 캐리어 오일 1티스푼(1ml)에 라벤더 오일 1방울을 떨어뜨려 뒷목, 어깨, 가슴 부위를 마사지한다.

칼에 베이거나 상처가 났을 때

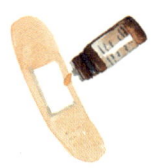

상처 부위에 라벤더 한 방울을 떨어뜨려 발라주면, 살균 소독은 물론 세포 재생을 빠르게 도와준다.

화상

세면기의 찬물에 3방울을 떨어뜨려 깨끗한 타올을 이용해 환부를 냉습포한다. 급한 경우는 원액을 소량 도포한다. 그리고 알로에 베라젤과 라벤더 오일을 섞은 후 도포한다.

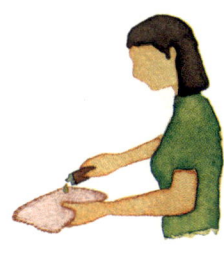

흥분하거나 기분이 차분하지 않을 때

 티슈 또는 손수건에 라벤더 1방울을 떨어뜨려 천천히 심호흡을 한다.

두통(정신적)에

■ 세면기의 따뜻한 물에 라벤더 1방울을 떨어뜨려 타올을 사용해 온습포를 한다.

■ 목 뒤나 관자놀이에 1방울 떨어뜨려 문질러 준다.

두피가 빨갛게 예민해져 있을 때

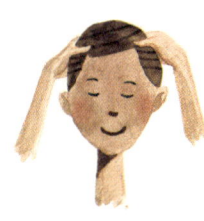

■ 캐리어 오일 1티스푼에 라벤더 1방울을 떨어뜨려 두피에 골고루 오일이 잘 스며 들도록 마사지해 준다.

■ 샴푸에 1~2방울 떨어뜨려 두피 전체를 손가락으로 마사지하듯 돌려주며 거품을 낸 후 세정한다.

깨끗한 나의 피부

■ 평상시 밤에 영양크림에 한 방울 떨어뜨려 발라주면 혈색을 맑게 도와준다.

■ 얼굴에 뾰루지가 돋아나면 면봉에 한 방울 떨어뜨려 그 부위에 발라준다.

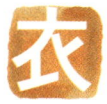 온장

 라벤더 허브를 넣어 라벤더 향낭을 만들거나 부직포 등에 라벤더 오일을 5방울 정도 떨어뜨려 옷장 속에 넣어두면 옷장 속의 살균, 탈취 효과 뿐만 아니라 의류에 라벤더 향이 배어 있어 항상 마음을 편안하게 만들어 준다.

빵, 쿠키
엄마의 정성이 가득 담긴 간식을 만들 때 라벤더 허브잎, 꽃을 함께 넣으면 색다르고 은은한 라벤더 허브향의 맛을 느낄 수 있다.

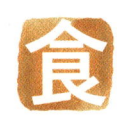

식초
식초 속에 라벤더 허브를 몇 가지 넣어 라벤더 식초를 만들어 사용하면 음식의 맛을 한껏 신선하게 만들어 줄 수 있다.

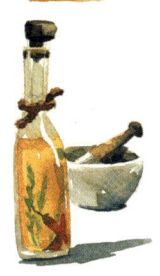

허브티
티포트에 뜨거운 물을 붓고 꿀과 라벤더 꽃을 넣어 우려내어 마시면 라벤더의 진정작용으로 진통과 두통을 없애주며 숙면에 도움을 준다. 여름엔 냉장고에 넣어 차게 해서 마셔도 좋다.

드라이플라워
잘 말린 라벤더 허브를 화병이나 벽에 예쁘게 걸어 놓으면 집안도 장식하고 허브의 은은한 향이 집안에 배게 된다.

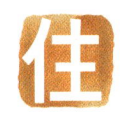

라벤더 베개, 쿠션
라벤더 허브를 베개 속이나 쿠션에 넣으면 숙면에도 도움을 줄 뿐아니라 침실이나 거실의 향을 한껏 부드럽게 하여 편안한 휴식에 도움을 준다.

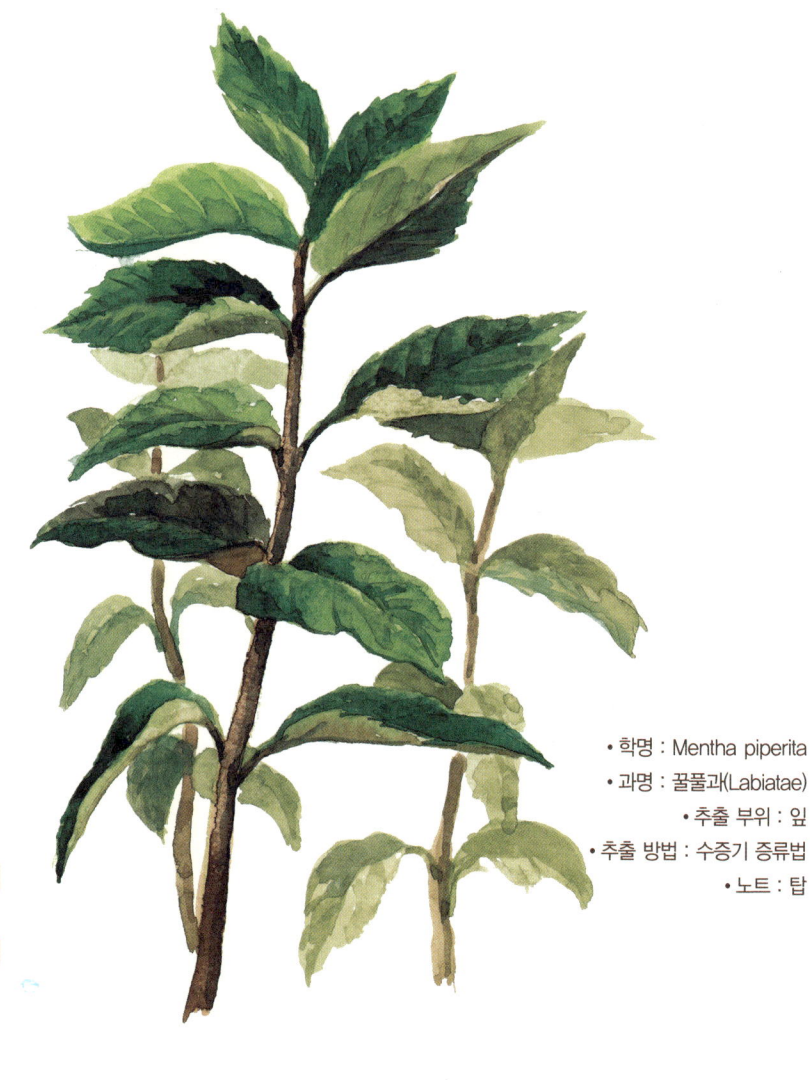

페퍼민트 / 리후레쉬

Peppermint

- 학명 : Mentha piperita
- 과명 : 꿀풀과(Labiatae)
- 추출 부위 : 잎
- 추출 방법 : 수증기 증류법
- 노트 : 탑

페퍼민트는 우리에게 '박하'라는 이름으로 더 잘 알려져 있다. 상쾌하고 시원한 페퍼민트 향은 피곤하고 지친 심신에 활력을 주며, 두통, 소화 불량, 통증 완화에도 효과가 뛰어나다.

속명은 '멘타'인데 멘타는 로마 신화에서 비롯된 이름이다. 지하의 신 '플루토'는 아름다운 요정 '멘타'를 사랑했는데, 그의 아내인 '페르세포네'가 그 사실을 알고 질투심에 '멘타'를 잔인하게 땅에 밟아 죽인다. 그 후 '플루토'가 애절하게 '멘타'를 그리워하여 한 그루의 약초로 변신시켰다는 데서 '멘타'라는 이름이 유래되었다고 전해진다.

현대인의 적, 피로와 스트레스 해소에

상쾌하고 시원한 박하향이 심신에 활력을 주어 정신적 피로와 스트레스를 해소해 준다.

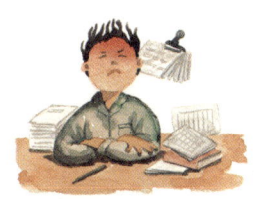

1. 티슈나 손수건 등에 페퍼민트 1~2방울을 떨어뜨려 수시로 흡입한다.
2. 아로마 램프에 페퍼민트 3~5방울을 떨어뜨려 사무실이나 방 안에 발향한다.

급성 편두통, 두통에

페퍼민트 오일 1방울을 손가락에 떨어뜨려 관자놀이 부분과 목 뒤(후두 끝 부위)에 찍어준다(원액은 자주 사용하지 않는다).

소화불량, 급체에

페퍼민트 오일 한 방울을 손가락에 묻혀 명치 끝에 찍어준다.

근육통, 어깨결림에

통증 부위에 바디크림이나 캐리어 오일 1스푼(5ml)에 페퍼민트 오일을 3방울 정도 떨어뜨려 골고루 바른다.

코막힘, 코감기에

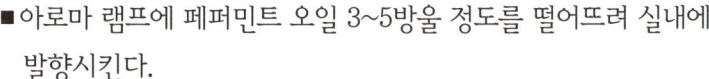

- 아로마 램프에 페퍼민트 오일 3~5방울 정도를 떨어뜨려 실내에 발향시킨다.
- 컵에 뜨거운 물을 2/3 정도 받은 후 페퍼민트 오일을 1~2방울 떨어뜨려 코에 가까이 대고 증기를 흡입한다.(눈은 감는다)
- 마사지 크림을 동전만큼 손에 덜은 후 페퍼민트 에센셜 오일 1방울을 섞어 콧등 위에 바른다.

운전중 졸음 방지, 공부할 때 졸릴 때

1. 페퍼민트 오일을 티슈나 손수건에 1~2방울 떨어뜨려 향을 맡는다.
2. 페퍼민트 오일 1방울을 손가락에 떨어뜨려 관자놀이 부분과 목 뒤(후두 끝 부위)에 찍어준다.

급성으로 발목이나 손목이 삐었을 때

대야에 찬물을 받은 후 페퍼민트 오일을 5~7방울 떨어뜨려 냉습 포한다.

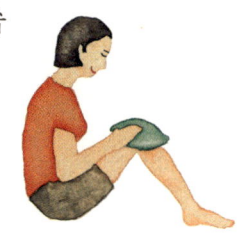

여행중 멀미나 구토 증상이 있을 때

■ 페퍼민트 오일을 티슈나 손수건에 1~2방울 떨어뜨려 향을 맡 는다.
■ 페퍼민트 오일 한 방울을 손가락에 묻혀 명치 끝에 찍어준다.

두피가 간지럽거나 피지가 많을 때

샴푸 시 샴푸에 1~2방울 떨어뜨려 샴푸한다.

온장

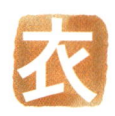

페퍼민트 허브를 넣어 향낭을 만들거나 혹은 부직포 등에 페퍼 민트 오일을 10방울 정도 떨어뜨려 옷장 속에 넣어두면 옷장 속 의 살균, 탈취 효과 뿐만 아니라 의류에 페퍼민트 향이 배어 있 어 상쾌한 기분을 줄 수 있다.

특히, 덥고 습한 여름철에 더욱 효과적이다.

의류 탈취

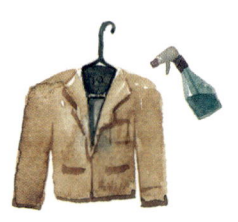

음식 냄새나 먼지 등이 쌓인 의류, 커튼, 침대 등에 사용하며, 종이컵 한 컵 정도 분량의 에탄올(일반약국에서 구입)에 페퍼민 트 오일 10방울 정도를 떨어뜨려 희석한 후 물 한 컵 정도를 채 워 분무기로 사용한다.

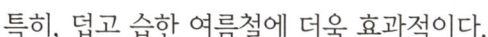

고기 먹을 때

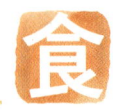

 구이나 양념을 재울 때 페퍼민트 허브 가루를 골고루 뿌려주면 고기의 육질을 부드럽게 해주며 돼지고기 등의 잡냄새를 없애줄 수 있다. 또한 가장 중요한 소화 촉진에 도움을 줄 수 있다.

허브음료

 정수물이나 약수 등에 페퍼민트 허브 가지를 넣에 하루 정도 지나면 상쾌한 페퍼민트 허브물이 되어, 물 대신 마시면 소화 촉진과 혈액 순환 등에 도움을 줄 수 있다.

`참고` 겨울엔 따뜻하게! 여름엔 시원하게!

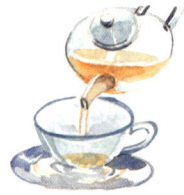

허브차

 식후 또는 열감기가 시작될 때 페퍼민트 허브티를 따뜻하게 우려내어 마셔준다. 소화 촉진, 소화 불량에 효과가 있고 머리를 맑게 해준다.

실내 발향

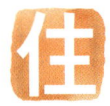

 아로마 전용 가습기나 램프 등을 이용, 페퍼민트 오일을 5방울 정도 떨어뜨려 실내에 발향한다.

실내 공기 정화

 페퍼민트 오일을 에탄올에 희석하여 1:1 비율로 물을 섞은 후 분무기에 넣어 실내에 뿌려주면 공기 중의 살균 소독 뿐만 아니라 탁한 공기를 정화시켜줄 수 있다.

★ 주의사항

1. 피부에 자극적일 수 있으므로 패치테스트 후에 사용하는 게 안전하다.

2. 어린아이(3개월~24개월 사용금지, 2~6세(0.5%)), 임산부, 간질 환자는 사용하지 않는다.

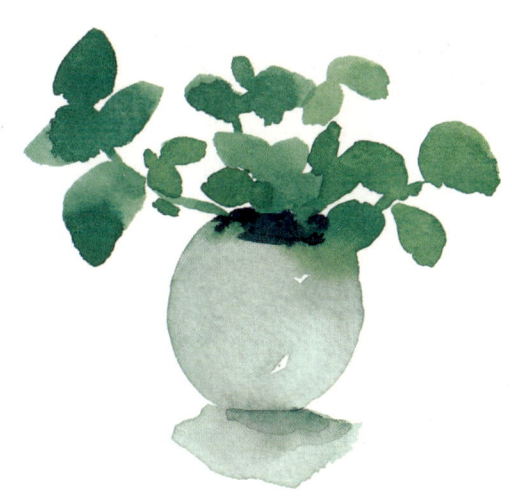

유칼립투스 /상쾌

Eucalyptus

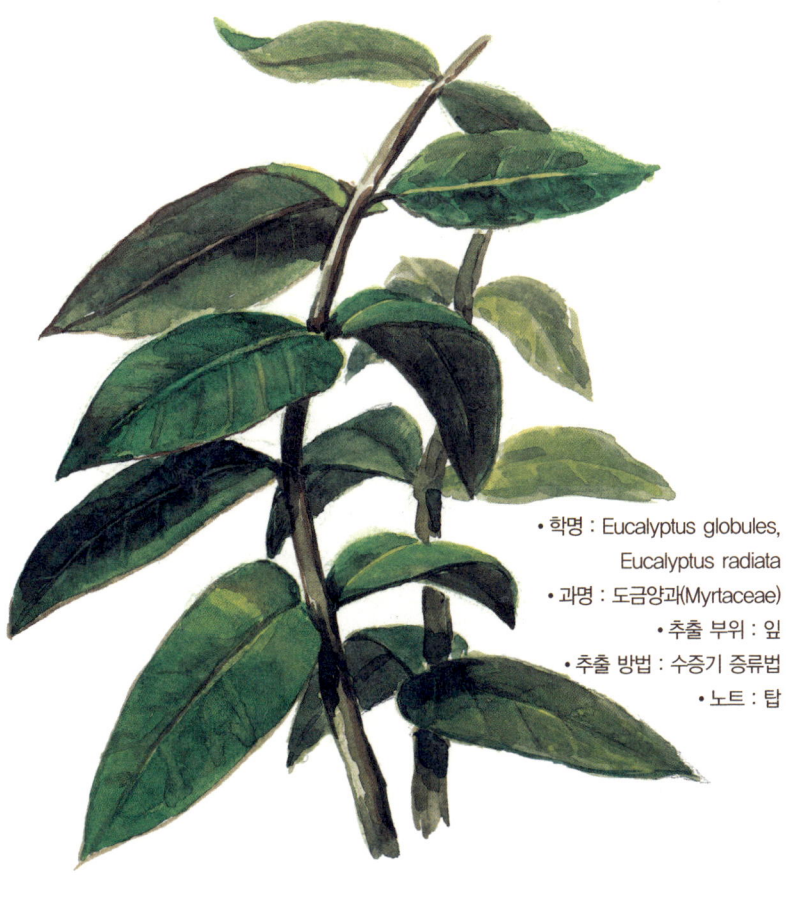

• 학명 : Eucalyptus globules,
　　　　Eucalyptus radiata
• 과명 : 도금양과(Myrtaceae)
• 추출 부위 : 잎
• 추출 방법 : 수증기 증류법
• 노트 : 탑

유칼립투스(Eucalyptus)의 어원을 보면 'eu'는 '잘(well)'이라는 뜻과 'kalyptos'의 '싸여 있다(cover)'라는 뜻이 합쳐져 '잘 싸였다'는 뜻으로서 꽃이 피기 전에 꽃받침이 꽃의 내부를 완전히 둘러싼 것에서 비롯된 이름이다.

유칼립투스 나무는 세계에서 가장 키가 큰 나무 중 하나이며, 코알라가 유칼립투스의 잎을 먹는 것으로도 잘 알려져 있다. 오스트레일리아(호주) 원주민들은 옛날부터 상처난 데 뿐 아니라 만병통치약으로 유칼립투스를 애용해 왔다.

맑고 상쾌한 유칼립투스 오일은 휘발성이 강하며 살균력이 뛰어나, 호흡기 질환이나 여러 가지 감염증에 효과가 있다.

초기 감기, 기침, 코막힘에

- 티슈나 손수건에 1~2방울 떨어뜨려 심호흡을 한다.
- 대야에 뜨거운 물을 받고 2~3방울 떨어뜨려 페이셜 스팀 흡입을 한다.
- 뜨거운 물 1컵에 2방울 떨어뜨려 흡입한다.
- 체력이 된다면 입욕과 마사지를 적용해 본다.

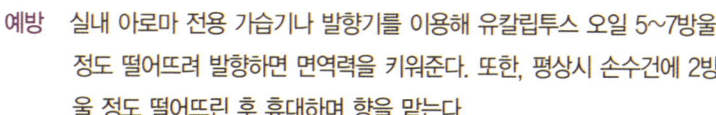

예방 실내 아로마 전용 가습기나 발향기를 이용해 유칼립투스 오일 5~7방울 정도 떨어뜨려 발향하면 면역력을 키워준다. 또한, 평상시 손수건에 2방울 정도 떨어뜨린 후 휴대하며 향을 맡는다.

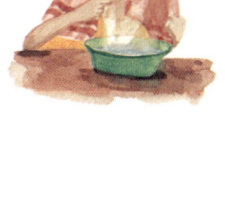

크림, 로션에 적용하기 우리가 바르는 크림, 로션을 조금 덜어 유칼립투스 오일 1~2방울을 떨어뜨려 희석한 후 콧등, 콧구멍 입구, 목 부위 등에 바른다.

호흡기용 연고 만들기 비즈왁스와 캐리어 오일에 유칼립투스 오일을 희석하여 호흡기 연고를 만들어 코 주위에 바른다.

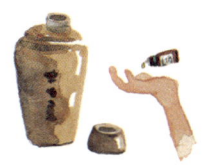

기관지염에

캐리어 오일 1스푼(5ml) 또는 마사지 크림에 유칼립투스 오일 3~4방울을 희석하여 목이나 가슴 부위에 하루에 2~3번 마사지한다.

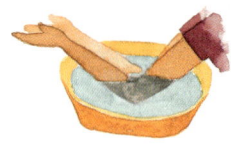

근육통과 관절 통증, 삐었을 때

■ 캐리어 오일 1스푼(5ml)에 유칼립투스 오일 3방울을 희석하여 마사지한다.
■ 따뜻한 물에 유칼립투스 오일 8방울을 유화제와 섞은 후 욕조에 떨어뜨려 전신욕이나 반신욕을 한다.(팔꿈치욕도 추천할 만하다)
■ 삐었을 때는 오일을 떨어뜨려 냉습포한다.

이런 때에도

감기나 인플루엔자가 유행하는 시기에는 항균, 항바이러스 효과가 있는 유칼립투스 오일을 아로마 램프나 룸스프레이에 적용하여 예방한다.

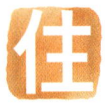

청소, 세탁

■ 마루나 방바닥을 닦을 때 유칼립투스 오일을 2~3방울 떨어뜨려 걸레에 묻혀 사용한다.
■ 세탁할 때는 세제와 같이 유칼립투스 오일 3~5방울을 넣으면 오염된 물질이 잘 제거된다. 또는 마지막 헹굼물에 3~5방울을 떨어뜨린다.

실내 발향

집안이나 사무실 내 가습기나 발향기를 이용하여 발향시키면 실내 살균 소독효과를 줄 뿐만 아니라 면역력 형성에도 도움을 준다.

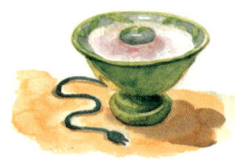

분무기 만들기

분무기에 에탄올 30%를 채운 후 유칼립투스 오일 20방울, 나머지는 정제수로 채워 실내, 침구류, 의류 등에 뿌려 주면 냄새 제거 뿐만 아니라 살균효과까지 얻을 수 있다.

★ 주의 나항

임산부, 고혈압 • 간질 환자는 주의를 요한다.

시
트
러
스
(감귤)
계
열

Citrus

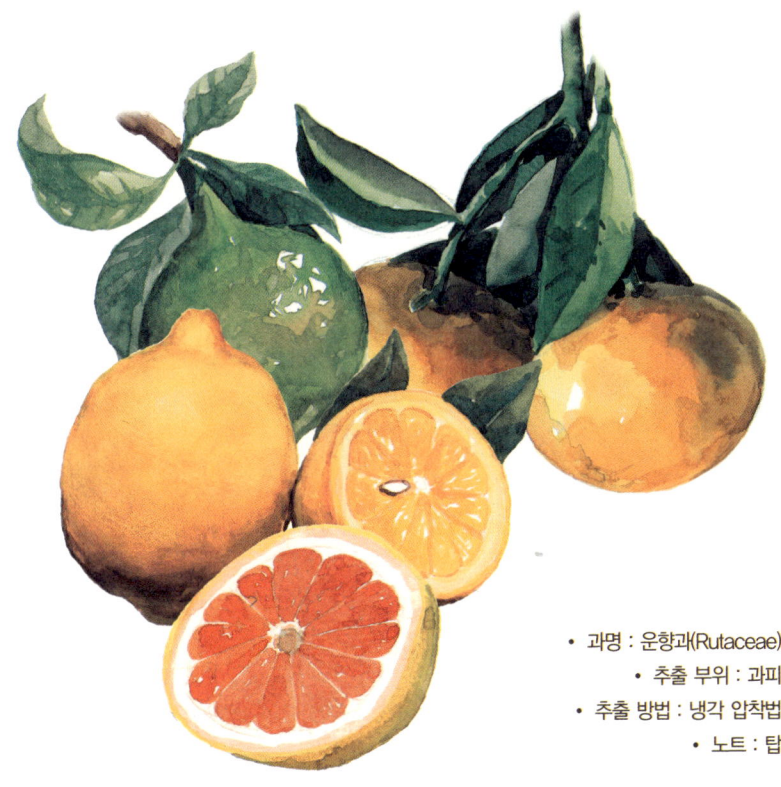

- 과명 : 운향과(Rutaceae)
- 추출 부위 : 과피
- 추출 방법 : 냉각 압착법
- 노트 : 탑

마음을 밝게 해주는 감귤(시트러스) 계열의 에센션 오일은 남녀노소 누구에게나 인기가 있으며 상큼함과 달콤함으로 인해 정신을 고양시켜주고 기분을 좋게 해주는 특성이 있다. 또한 식욕을 돋우며 소화 촉진에도 도움을 준다. 향이 좋지 않은 에센셜 오일도 감귤계의 오일과 브랜딩하면 향이 좋아진다.

★ 주의 사항

1. 감귤계(시트러스) 오일은 거의 광감성이 있다. 이런 오일이 피부에 닿은 그대로 햇빛을 받으면 피부 트러블(화상)의 원인이 되는 경우가 있어서 최소 18시간 동안은 햇빛 노출을 피해야 한다.

2. 감귤계의 오일은 산화가 빨라서 개봉 후 9개월 이내에 사용하는 것이 좋다.

> **참고** 시트러스(감귤) 계열에는 그레이프후룻, 레몬, 만다린, 버가못, 오렌지 스위트, 유자 등이 있다.

* 감광성 오일 : 버가못, 그레이프후룻, 레몬, 라임 등(압착법)

* 안전한 시트러스 오일 : 시트러스 증류추출 오일, 오렌지 스위트, 만다린, 유자, 페티트그레인, 네롤리, 버가못 FCF 오일 등

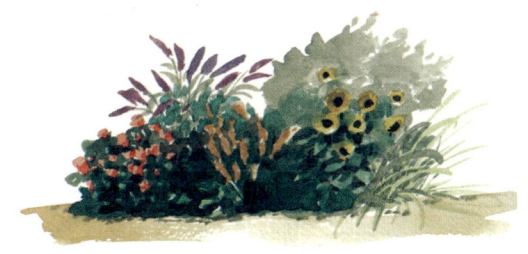

시트러스(감귤) 계열 그레이프후룻 — 자몽

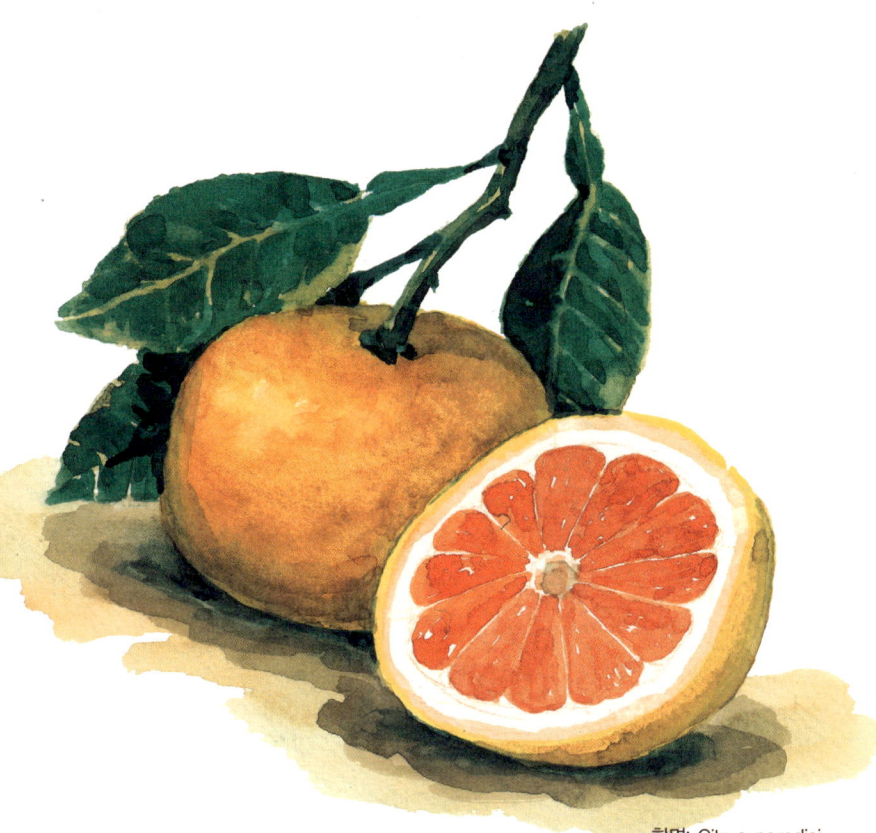

• 학명: Citrus paradisi
• 주요 작용 : 항우울, 정신 고양, 항균, 이
  뇨 작용, 림프 순환 촉진, 비만 관리

Citrus

아침 햇살에 비유되는 자몽 향은 어둡고 우울한 마음에
밝은 빛을 주는 대표적인 에센셜 오일이다.

기분이 우울하거나 리후레쉬에

- 티슈, 손수건 등에 1~2방울 떨어뜨려 향을 맡는다.
- 아로마 램프에 3~5방울 떨어뜨려 발향한다.
- 아로마 목걸이에 그레이프후룻 오일을 넣고 다닌다.

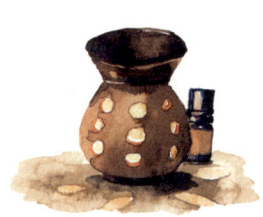

셀룰라이트, 체액정체, 비만 관리에

- 캐리어 오일 1스푼(5ml)이나 마사지 크림에 그레이프후룻 3방
  울을 희석하여 바르면 림프 순환 촉진과 독소 배출에 도움이
  된다.
- 3~5방울을 유화제와 섞은 후 젖은 수건에 떨어뜨려 3~4주 동
  안 매일 셀룰라이트 부위를 문지른다.
- 천연 소금 한주먹에 5방울 떨어뜨려 족욕한다.

시트러스(감귤) 계열 레몬

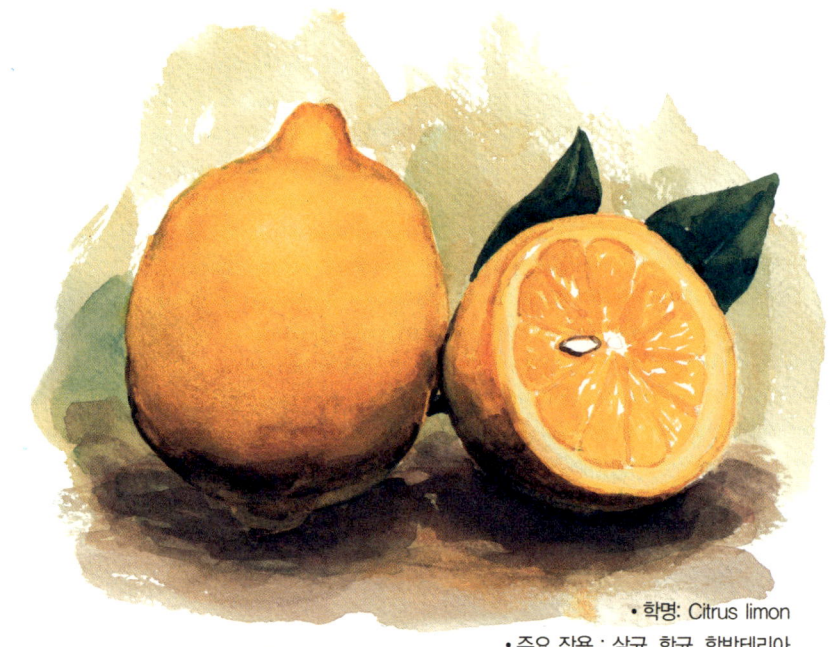

• 학명: Citrus limon
• 주요 작용 : 살균, 항균, 항박테리아
효과, 기분 전환, 피부 미백,
집중력 향상, 이뇨, 면역력 증강,
매출 증진, 정맥류

Citrus

깨끗하고 상쾌한 레몬 향은 삶의 의욕을 북돋아 주고 머리를 맑게 하며 유머를 되살아나게 하는 오일로 알려져 있다.

머리를 맑게 해서 기억력과 집중력 향상에
■ 집중이 잘 안 될 때는 손수건이나 티슈에 레몬 1~2방울을 떨어뜨려 흡입해 보자.
■ 아로마 램프에 레몬 향을 발향한다.

매출 증진에
레몬 오일은 유머를 찾아주고 목표에 효율적으로 접근하게 하는 특성이 있어서 샵 매출 증진에 도움을 준다.
■ 아로마 램프에 레몬 오일 5~7방울을 떨어뜨려 발향한다.
■ 아로마 가습기에 레몬 오일 10방울을 떨어뜨려 은은하게 레몬 향이 퍼지게 한다.

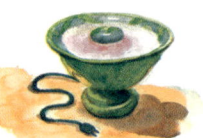

미백 효과
특히 레몬 오일은 피부 미백의 효과를 주며 천연화장품을 만들어 사용하거나 현재 사용하고 있는 크림, 에센스 등에 한번 사용 시 한 방울씩 떨어뜨려 얼굴에 바른다.

참고 과잉 사용 절대 금물! 얼굴이 따가와요.

실내에 살균과 향기를
스프레이로 만들어 실내에 뿌려준다.

시
트
러
스
(감귤) 계열

만
다
린

Citrus

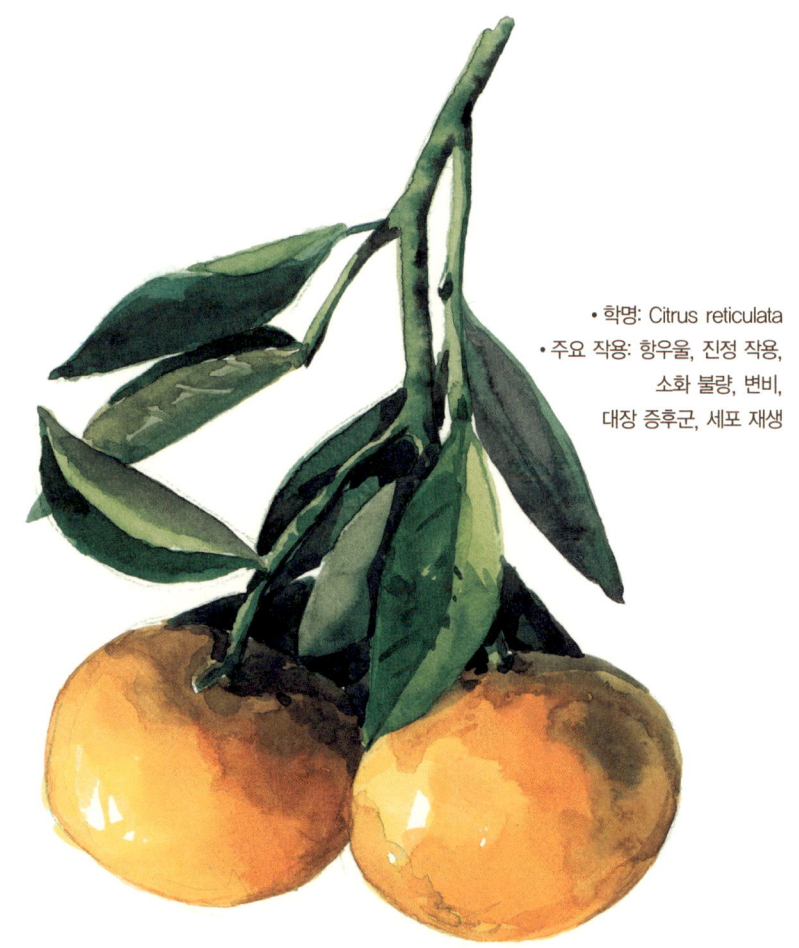

- 학명: Citrus reticulata
- 주요 작용: 항우울, 진정 작용,
  소화 불량, 변비,
  대장 증후군, 세포 재생

만다린(귤)의 섬세한 향기는 아이들에게 행복의 메시지를 전달하며, 동심을 갖게 한다.

아이들 방에

달콤한 시트러스 향은 아이들에게도 인기가 있다. 늦게까지 잠들지 않는 아이들 방에 램프 발향을 해보자.

튼살 케어에

갑자기 체중이 증가하거나 임신 중반에 접어들면 튼살이 생기게 된다.

캐리어 오일 1스푼(5㎖)이나 마사지 크림에 만다린 오일 3방울 정도 희석하여 매일 1~2회 부드럽게 마사지한다. 네롤리 오일과 윗점 캐리어 오일도 도움이 된다.

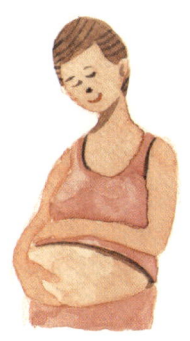

소화 불량에

캐리어 오일 1스푼(5㎖)에 만다린 오일 2~3방울을 떨어뜨려 시계 방향으로 마사지한다.

어린이나 임산부에게 사용해도 안전한 오일이다.

시트러스(감귤) 계열 버가못

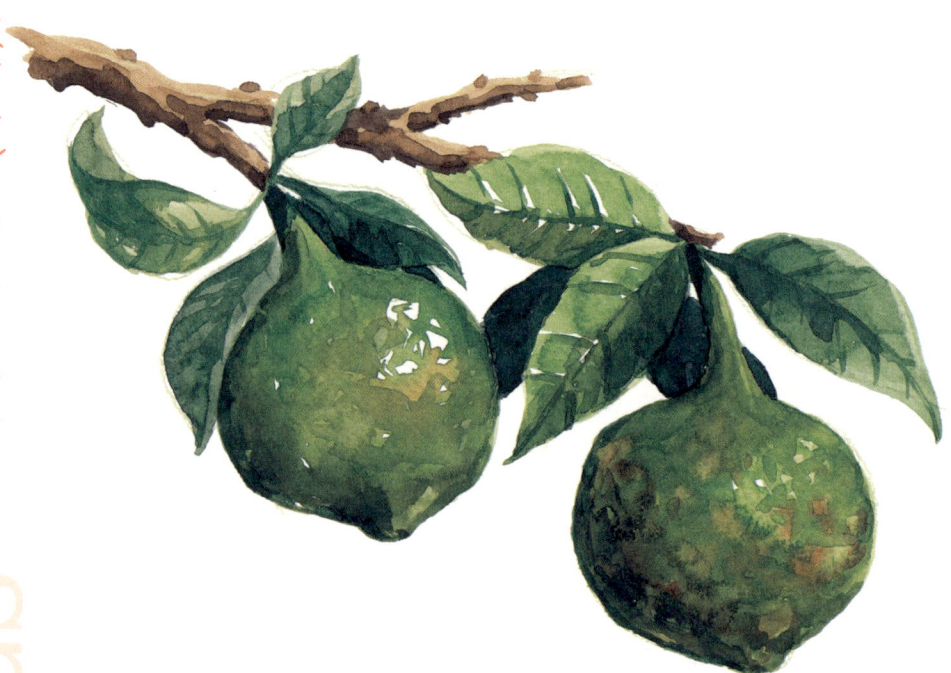

Citrus

- 학명: Citrus bergamia
- 주요 작용: 항우울, 식욕 조절, 금연,
  신경 강장, 비뇨 생식기, 살균,
  항바이러스, 냄새 제거

버가못은 심적인 충격을 받았을 때 마음의 평정을 찾을 수 있도록 도와주며 자신감을 부여해 추진력을 발휘하게 한다.

불안, 우울증에

버가못은 마음의 불안이나 우울을 치유하는 최고의 오일로 가슴의 답답함을 깨끗이 씻어주는 상쾌한 향이다.
실내에 발향하거나 손수건을 이용하여 흡입한다.

식욕 억제에

식사 전에 버가못 오일을 흡입하면 식욕이 충만한 것으로 착각하여 음식량이 조절된다.

금연에

1. 램프 발향을 하거나 담배 생각이 날 때마다 티슈나 손수건에 1~2방울 떨어뜨려 흡입한다.
2. 아로마 목걸이에 버가못 오일을 넣고 몸에 지니고 다닌다.

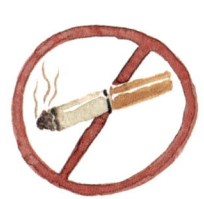

방광염, 요도염 등 비뇨생식기 증상에 : 좌욕, 마사지

몸 냄새 제거에 : 마사지

집안 분위기 전환이나 살균 소독효과 : 가습기, 스프레이

시트러스(감귤) 계열 오렌지스위트

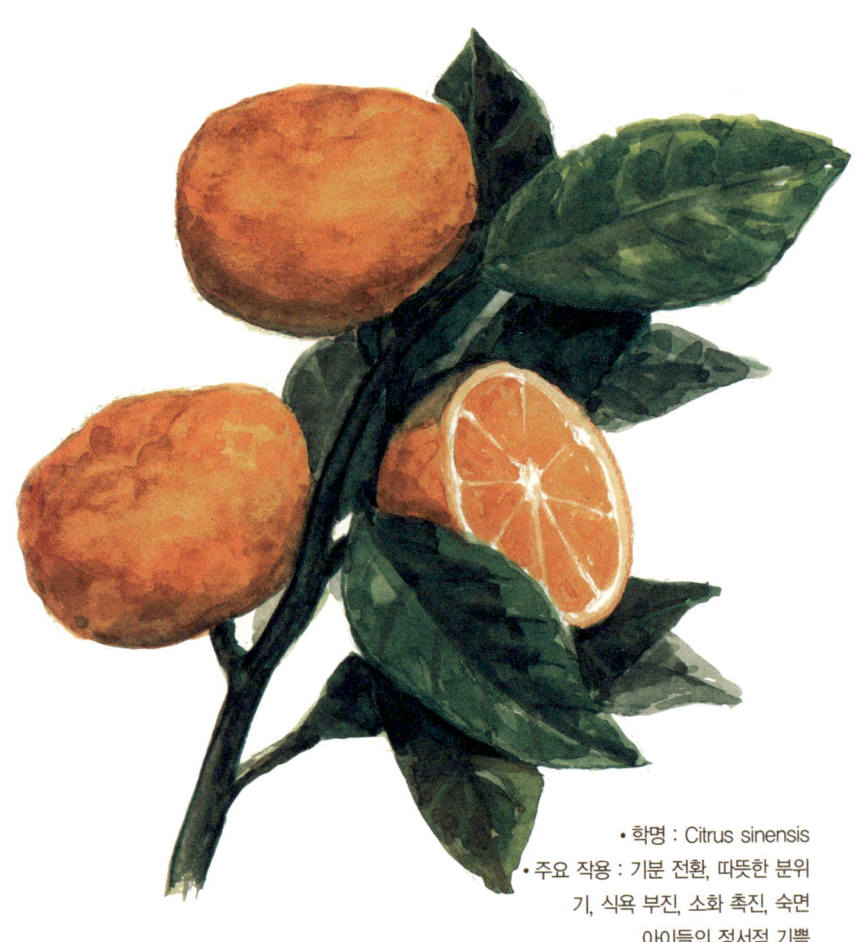

- 학명 : Citrus sinensis
- 주요 작용 : 기분 전환, 따뜻한 분위
  기, 식욕 부진, 소화 촉진, 숙면
  아이들의 정서적 기쁨

Citrus

오렌지 향은 따뜻한 분위기를 연출하여 집안이나 사무실
에 발향하면 조화로운 분위기가 형성된다.

편안한 숙면

아로마 램프에 3~5방울을 떨어뜨려 침실에서 향을 즐겨보자.

식욕부진, 정서가 불안한 아이들에게

평상시 발향이나 아로마 목걸이 등을 이용하여 향을 맡게 한다.

소화가 잘 안되는 아이들

캐리어 오일 1스푼(5㎖)에 오렌지 오일 2방울을 떨어뜨려 따뜻한
엄마의 손길로 배를 마사지한다.

조화로운 분위기 연출에

집안에서 가족간에 다툼이 있었거나 사무실 분위기가 썰렁할
때, 오렌지 오일을 발향하면 따뜻하고 조화로운 분위기가 연출
된다.

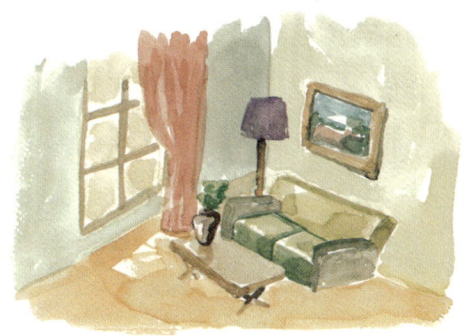

로 즈 마 리 / 집중, 활력

Rosemary

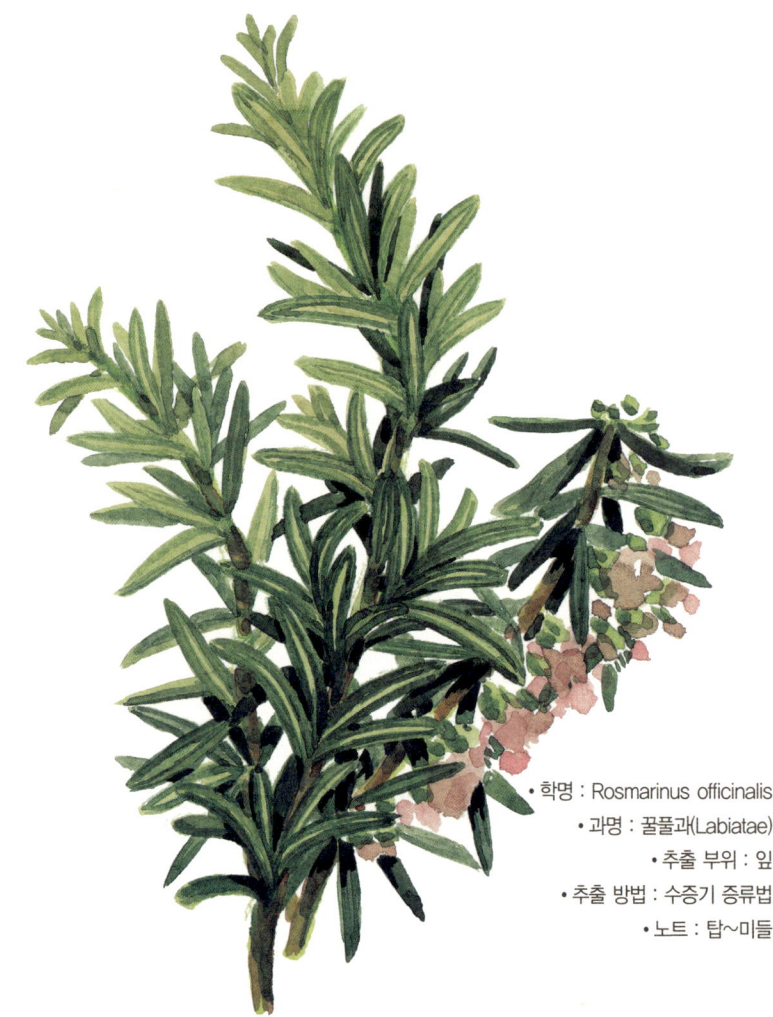

• 학명 : Rosmarinus officinalis
• 과명 : 꿀풀과(Labiatae)
• 추출 부위 : 잎
• 추출 방법 : 수증기 증류법
• 노트 : 탑~미들

학명에 있는 로즈마리누스(Rosmarinus)는 '바다의 이슬'이라는 의미의 라틴어에서 유래하였다. 로즈마리가 지중해 지역의 바닷가에서 잘 자라는데다 연한 청색의 꽃이 마치 이슬처럼 보이기 때문에 이런 이름이 붙여졌다고 한다. 피곤하고 지친 심신에 활력을 주는 상쾌한 로즈마리 향은 정신을 각성시키고 집중력과 기억력을 향상시켜 공부하는 학생들이나 피로에 지친 현대인들에게 꼭 필요한 오일이다.

또한 예로부터 약초로 사용하여 왔으며 엘리자베스 여왕은 헝가리 워터로 인해 젊음이 되살아나 건강을 되찾고 아름다움을 유지할 수 있었다고 한다.

집중력, 기억력 향상에

집중력이 필요할 때 책상 위에 램프 발향을 하거나 티슈, 손수건 등에 로즈마리 오일 1~2방울을 떨어뜨려 흡입한다.

혈압이 낮거나 피로에 지친 당신에게

■ 욕조에 따뜻한 물을 받고 로즈마리 오일 5~8방울을 유화제와 섞은 후 욕조에 떨어뜨려 반신욕을 한다.

■ 평상시 족욕할 때 3~5방울을 유화제와 섞은 후 대야에 떨어뜨려 족욕하면 혈액 순환뿐 아니라 혈압을 올리는 데도 도움이 된다.

■ 캐리어 오일 1스푼(5ml)에 로즈마리 오일 2~3방울을 희석하여 목, 가슴, 팔, 다리 등을 마사지한다.

■ 램프 발향을 하거나 티슈, 손수건 등에 2~3방울 떨어뜨려 흡입한다.

어깨 결림, 근육통에

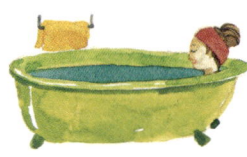

 따뜻한 물에 1~2방울 떨어뜨려 타올을 사용해 목과 어깨에 온습포를 한다. 또한 운동 후에 입욕을 하면 근육 피로가 빨리 풀린다.

혈액 순환, 지방 분해, 잘 붓는 체질에

 캐리어 오일 1스푼(5ml)에 로즈마리 오일 2~3방울을 희석하여 마사지한다. 마사지 크림을 활용해도 좋다.

비듬, 두피 가려움증, 탈모의 케어에

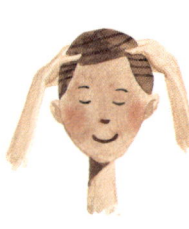

 유전적인 요인과 스트레스, 호르몬 불균형, 혈액 순환 불량 등이 원인인 경우가 많다.

■ 로즈마리 1~2방울을 샴푸에 넣어 샴푸를 한다.

■ 라벤더 워터나 로즈마리 워터에 로즈마리 에센셜 오일을 1%
  (예 : 100ml에 20방울) 정도 희석하여 두피에 수시로 뿌려준다.
  (흔들어서 사용)

머리를 감기 전에 두피 마사지를 해주면 혈액 순환에 도움을 준다.

두피 마사지 오일 만들기
호호바 오일 1스푼(5ml) : 로즈마리 2방울 : 일랑일랑 1방울 또는 시더우드 1방울

변비

캐리어 오일 1스푼(5ml)에 로즈마리 2방울, 라벤더 2방울을 희석하여 복부 부위를 시계 방향으로 마사지한다. 또한 음식 조절과 운동을 권장한다.

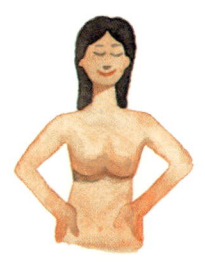

로즈마리는 예로부터 요리에 사용되는 허브 중의 으뜸이다

상큼한 로즈마리 향은 식욕을 돋아주고 또한 소화를 촉진하는 특성이 있다.

고기나 생선, 해산물 요리, 튀김, 잼, 스프 등을 만들 때 모든 요리에 로즈마리 잎이나 가루를 사용한다.

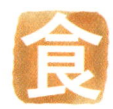

특히 삼겹살이나 생선 요리를 할 때 로즈마리 잎을 같이 사용하면 돼지 고기나 생선 특유의 냄새를 제거하는 데 효과적이다.

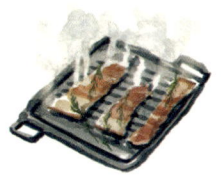

기분 전환 허브티

식후 소화 촉진, 거담이 생기는 감기 증상, 수험생들의 기분 전환, 혈액 순환 등에 효과가 있다.

청정한 실내 공기

허브 키우기, 실내 발향하기

★ 주의 사항

임산부, 고혈압 • 간질 환자는 주의를 요한다.

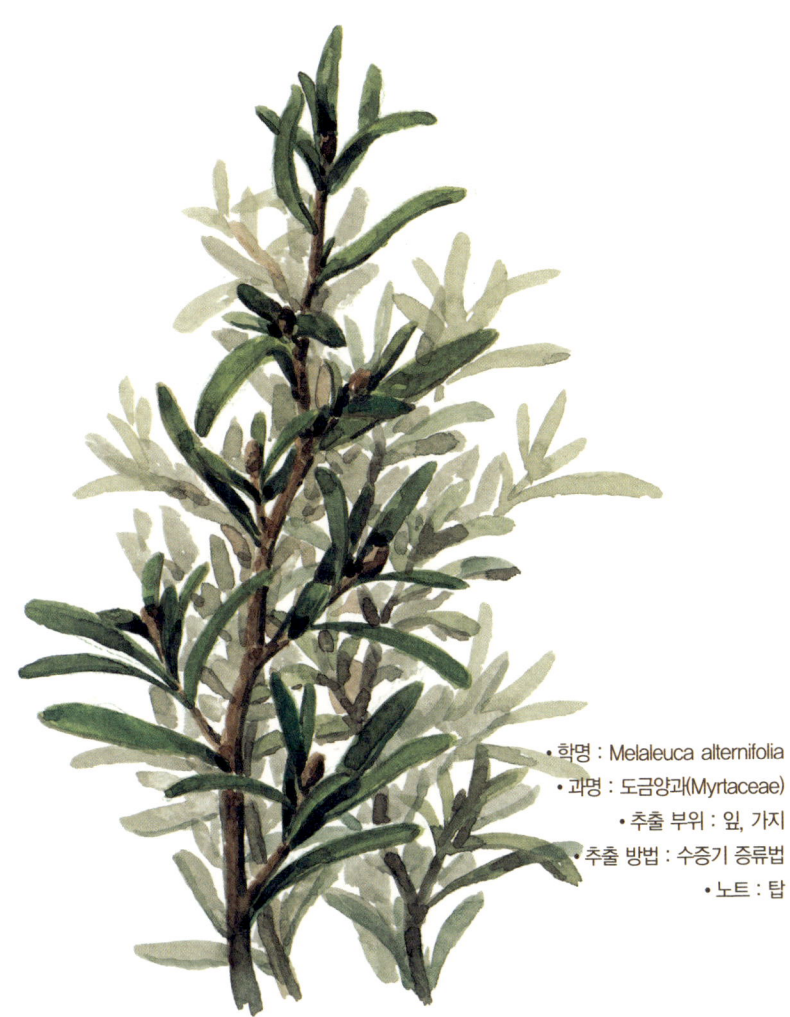

티트리 / 살균, 소독

Tea tree

- 학명 : Melaleuca alternifolia
- 과명 : 도금양과(Myrtaceae)
- 추출 부위 : 잎, 가지
- 추출 방법 : 수증기 증류법
- 노트 : 탑

맑고 강한 향이 인상적인 티트리 오일은 살균, 소독 작용뿐만 아니라 면역력을 높여주는 것으로도 유명하다. 고대로부터 호주 원주민들이 베인 상처나 감염증 등에 만능약으로 애용해 왔으며 2차 세계대전 중에도 군대의 구급 키트에 포함되어 상처 치료에 활용되었다.

티트리 오일은 공기를 청정시키는 작용이 있으며, 라벤더와 함께 가정에서 가장 안심하고 사용할 수 있는 오일이다. 살균, 항균, 항진균, 항바이러스 효과가 뛰어나고 인플루엔자와 감기가 유행하는 시기에 사용하면 면역력을 증강시켜 준다.

화농성 여드름, 사마귀, 두피 염증 등에

면봉에 티트리 한 방울을 떨어뜨려 환부에 찍어준다.
(패치테스트를 한 후에 사용하면 안심할 수 있다.)

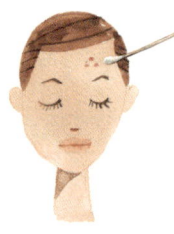

무좀에

균에 의한 피부질환이지만 면역력 저하와도 관련이 있다.
티트리 3방울을 떨어뜨려 족욕한 후 티트리 원액을 심한 무좀 부위에 면봉을 이용해 발라준다. 2개월 정도 지속한다.

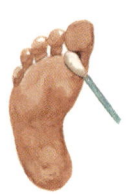

초기 감기에

- 컵에 뜨거운 물을 받고 티트리 1~2방울을 떨어뜨려 흡입한다.
- 목에 온습포를 한다.
- 티트리 오일을 7~8방울 유화제와 섞은 후 욕조에 떨어뜨려 반신욕을 한다.

통증이 생겼을 때

바이러스성 균에 의한 통증(예 : 대상 포진 등)이 생기면 캐리어 오일, 크림, 로션에 티트리를 희석하여 환부에 바른다.

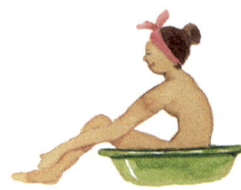

여성에게

여성에게 많이 나타나는 소양증, 질염, 방광염 등에 효과가 있다.
- 좌욕시 2~3방울을 유화제와 섞은 후 대야에 떨어뜨려 사용한다.
- 평상시 속옷에 1방울 떨어뜨려 준다.

물티슈에

물티슈 1장에 티트리 1방울을 떨어뜨려 사용하면 상쾌함과 동시에 살균, 소독 효과까지 일석이조다.

여드름 피부에는 물세안 전에 피부 클린징으로 사용해도 좋다.

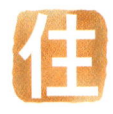

청소, 세탁시에

항균 작용이 뛰어난 티트리 오일은 집안을 정화시켜주는 보배와 같은 오일이다.
- 손으로 청소를 할 때 걸레에 티트리 오일 2~3방울을 떨어뜨려 걸레질 한다.

■ 세탁 마지막 헹굼물에 3~5방울을 떨어뜨린다.

목이 아프거나 목소리가 잘 나지 않을 때

■ 미지근한 물 한 컵에 꿀과 티트리 오일 1~2방울을 넣은 후, 온
  수를 채워서 가글링한다.
■ 캐리어 오일 1스푼(5ml)에 3방울 떨어뜨려 목에서 가슴까지
  마사지한다.

벌레 물린데

모기에 물렸을 때는 티트리 오일 1방울을 캐리어오일 or 알로에 베
라젤에 섞은 후 도포한다. 라벤더와 같은 용도로 사용할 수 있다.

발향용 분무기

에탄올에 희석하여 물을 섞어주면 아주 간편하고 살균, 탈취 효
과가 있는 가정용 탈취제가 만들어진다. 침대, 커튼, 걸레 등 보
이지 않는 균을 없앨 수 있다.
애완견의 피부 부스럼, 귀 염증 등에 분무하여 닦아준다.

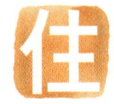

신발장

신문을 구겨 티트리를 떨어뜨린 후 신발에 넣어놓으면 냄새, 살
균 걱정 끝!

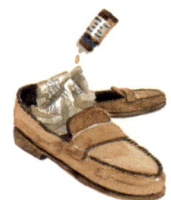

★ 주의 사항

사람에 따라 과민 반응이 있을 수 있으므로 원액을 사용할 경우
에는 패치테스트를 한 후에 적용한다.

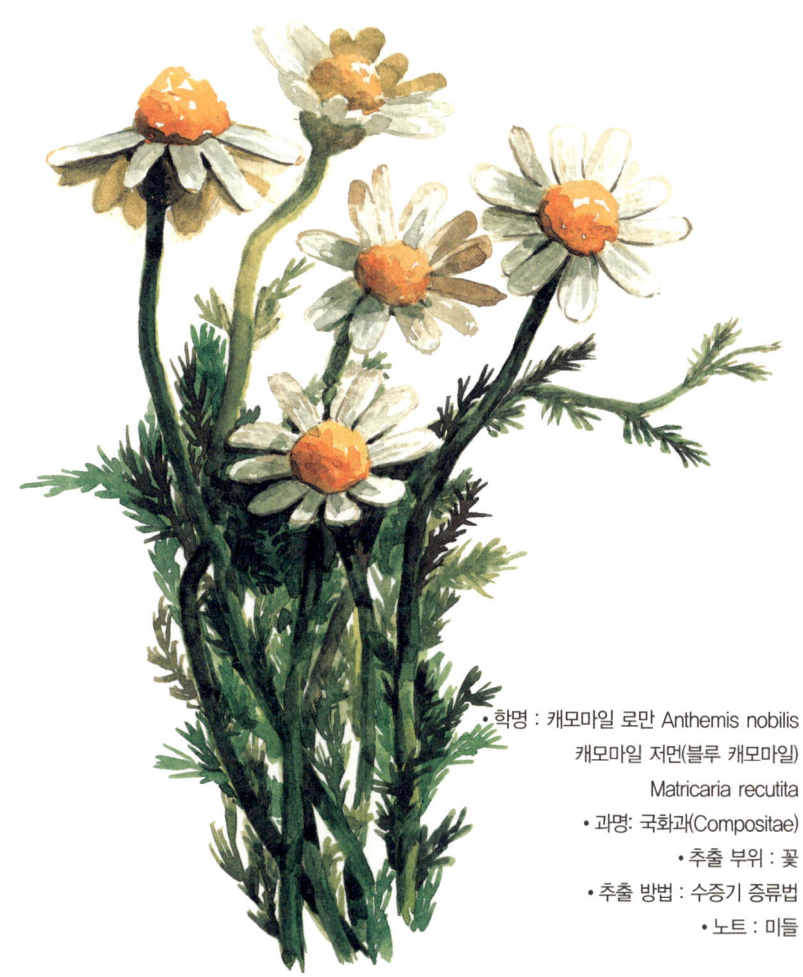

캐모마일/이완, 진정

Chamomile

• 학명 : 캐모마일 로만 Anthemis nobilis
캐모마일 저먼(블루 캐모마일)
Matricaria recutita
• 과명: 국화과(Compositae)
• 추출 부위 : 꽃
• 추출 방법 : 수증기 증류법
• 노트 : 미들

캐모마일이란 이름은 '땅의 사과' 란 의미의 그리스어에서 유래되었으며, 이름에서 알 수 있듯이 청사과 향이 은은하게 난다.

고대 이집트인들은 캐모마일 약초가 항염증 효과와 진정 효과가 있다는 것을 알고 열병과 신경병 치료 등에 사용했다고 한다.

캐모마일 옆에 다른 식물을 심으면 병에 걸리지 않고 건강하게 잘 자라기 때문에 캐모마일은 '식물의 의사' 라는 애칭도 갖고 있다.

구절초와 같이 예쁜 꽃이 피는 캐모마일은 진정과 릴렉스의 향으로 유명하며 염증과 통증에도 효과가 있다. 또한 캐모마일은 정신적인 밸런스를 조절해 안정감을 되찾아 주고 소화 촉진에도 도움을 주며, 안정성이 높아 아이들도 안심하고 사용할 수 있다.

캐모마일 로만과 캐모마일 저먼의 차이점은?

캐모마일 로만

항불안, 진정, 불면증, 소염 작용, 저먼보다 향이 부드럽다.

캐모마일 저먼

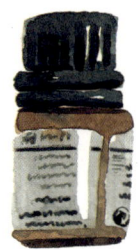

일반적으로 *캄아줄렌 성분 때문에 블루색을 띠며, 캐모마일 로만보다 캄아줄렌 성분의 함량이 높아 피부 진정과 항염증 효과, 그리고 여성 생식기 트러블에 효과가 크다.

* 캄아줄렌(Chamazulene) : 캐모마일 꽃에서 추출된 성분으로 짙은 파랑색을 띠며 항염증 효과가 있다.

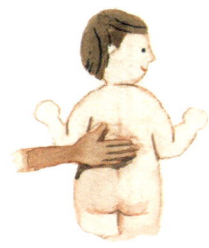

가려움, 아토피성 피부, 습진 등 피부트러블에

 내부 장기의 기능이 원활하지 않으면 체내 노폐물이 피부로부터 배출되어 피부의 트러블을 일으키게 된다. 캐모마일에 함유된 캄아쥴렌 성분이 피부의 가려움증과 염증, 버석거림을 완화한다.

- 캐모마일 오일 2~3방울을 유화제와 섞은 후 욕조에 떨어뜨려 입욕한다.
- 캐모마일 워터를 몸에 스프레이한다.
- 스위트 아몬드(호호바) 오일 1스푼(5ml)에 캐모마일 오일 1~2방울을 희석하여 마사지한다.
- 마사지 크림에 캐모마일 오일을 희석(1% 정도)하여 적용 부위에 바른다.

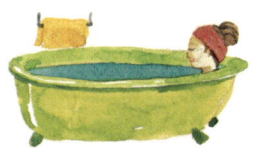

긴장과 불면, 정서안정에(발향, 입욕)

 캐모마일 오일은 화를 완화시키는 향으로 알려져 있다. 초조하며 정서가 불안정할 때 이 향은 감정을 안정시켜주는 역할을 한다.

- 캐모마일 로만을 실내 발향시키거나, 티슈나 손수건 등에 떨어뜨려 흡입한다.
- 캐모마일 오일 한 방울을 뒷목이나 가슴에 찍어주어 향을 맡게 한다.
- 캐모마일 오일을 5방울 정도 유화제와 섞은 후 욕조에 떨어뜨려 따뜻한 물에 입욕한다.

참고 라벤더와 캐모마일을 2:1 정도로 브랜딩해서 사용해도 좋다.

아이들 방에

아이들은 향에 매우 민감한데 좋은 향을 발향하는 것은 정서 발달에 도움이 된다. 캐모마일 로만 오일은 아이들의 잠투정을 완화시켜 편안한 취침으로 인도한다.

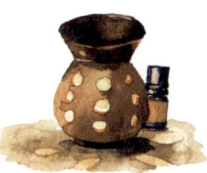

■ 캐모마일 로만 1방울과 오렌지 스위트 2방울을 아로마 램프에 떨어뜨려 발향한다.

아이들이 체하거나 배가 아플 때

■ 캐모마일 로만 오일 1방울을 유화제와 섞은 후 대야에 떨어뜨려 온습포한다.

■ 캐리어 오일 1스푼(5㎖)에 캐모마일 로만 1방울 떨어뜨려 시계 방향으로 마사지한다.

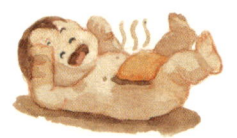

아이들 이가 나는 시기에

이가 날 때는 통증을 동반하는데 이때 캐모마일로 통증을 완화할 수 있다.

■ 캐모마일 로만 오일 1방울을 떨어뜨려 턱과 목 주위에 온습포한다.

■ 캐리어 오일 1스푼(5㎖)에 캐모마일 로만 1방울을 희석하여 입과 턱, 목 주위를 마사지한다.

모발에 윤기를

특히 여성들이 샴푸 후 캐모마일 한 방울을 떨어뜨려 린스하면 모발에 광택과 건강을 줄 수 있다

캐모마일 워터 사용하기

평상시 스킨 대용이나 바디 미스트로 사용하여 피부 보습을 준다. 심하게 갈라져 있는 피부나 물집이 있을 경우 워터를 먼저 사용하고 그 후에 바디오일이나 크림을 사용하도록 권한다.

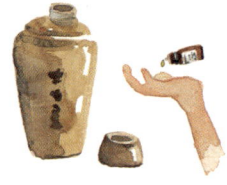

천연비누, 천연화장품 만들어 사용하기

피부가 예민할수록 화학적 제품이 아닌 손쉽게 만들어 사용할 수 있는 천연비누나 천연화장품을 만들어 사용하는 것을 권하며 이때 캐모마일 오일을 1% 미만으로 넣어주면 더욱 효과적이다.

천연염색

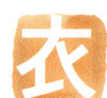

캐모마일 꽃을 뜨거운 물에 완전히 담근 후 거즈 등에 걸러 짜내면 노랑빛 자연스런 천연색을 뽑아낼 수 있다.

허브차 즐기기

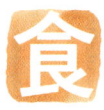

평상시나 감기 초기 등에 캐모마일 허브티를 물 대신 마시면 감기 예방과 함께 몸을 따뜻하게 하여 혈액 순환 촉진에 도움을 준다.

산만하거나 짜증 많은 아이들에게도 평상시 마시게 하면 원만한 성격 형성에 도움을 줄 수 있다.

이때 라벤더 허브티와 섞어 마셔주면 맛이 더욱 부드럽다.

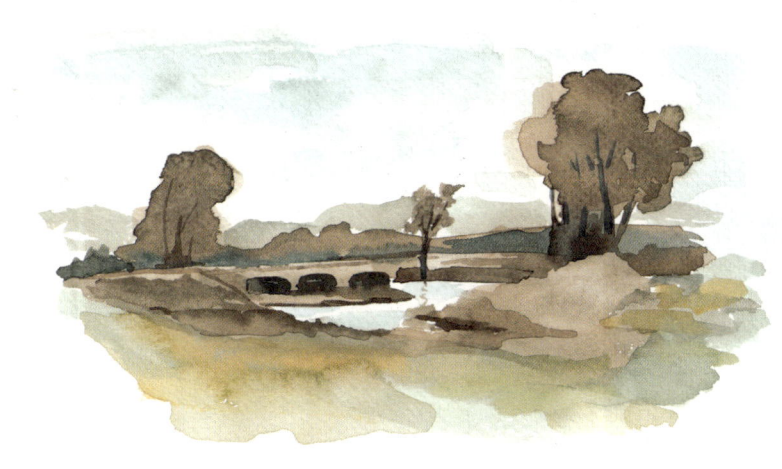

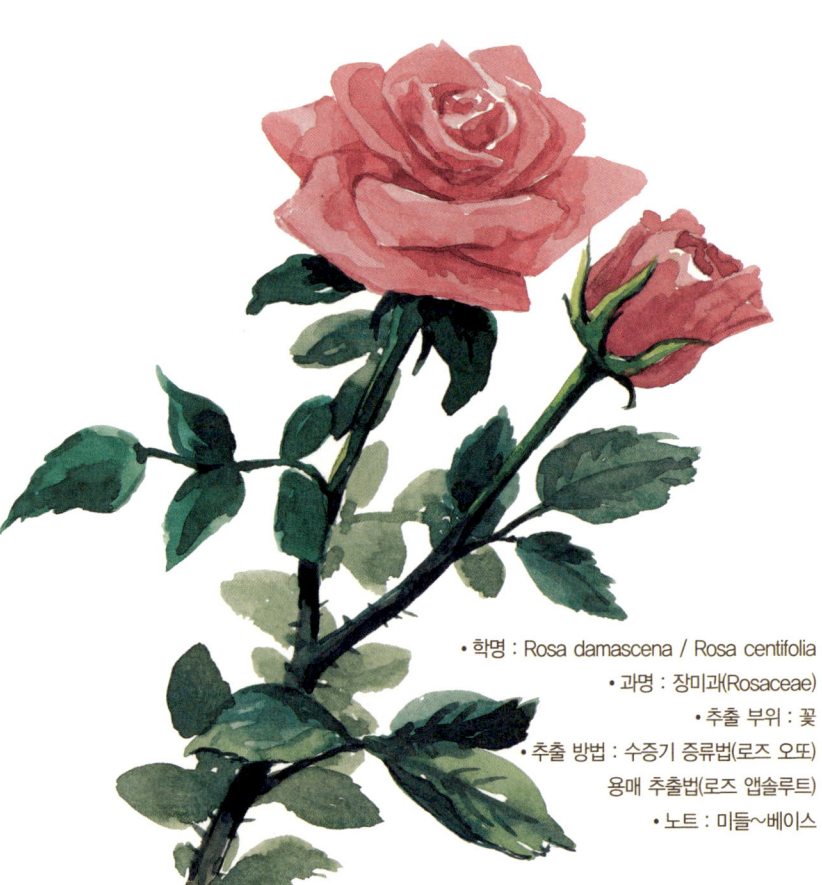

로즈 / 여성호르몬조절

Rose

- 학명 : Rosa damascena / Rosa centifolia
- 과명 : 장미과(Rosaceae)
- 추출 부위 : 꽃
- 추출 방법 : 수증기 증류법(로즈 오또)
  용매 추출법(로즈 앱솔루트)
- 노트 : 미들~베이스

장미는 비너스(미의 여신, 금성)의 상징이며, 사랑과 예술, 모든 미의 창조를 맡고 있는 '꽃의 여왕'으로 알려져 있다. 깊고 그윽하며 우아한 장미향은 감정에 깊은 영향을 미쳐 현대인의 스트레스(우울, 불안, 분노, 슬픔, 두려움 등)를 장미 꽃잎처럼 감싸 안아, 마음 속 깊은 곳으로부터 감정을 진정시켜주며 마음을 열어주는 역할을 한다.

모든 피부에 사용 가능한 오일이며, 여성 생체 리듬을 조절하고, 심신을 항상 젊고 싱싱하게 보존해 주는 여성을 위한 최고의 오일이다.

여성을 위한 최고의 오일(호르몬 밸런스, 갱년기 증상)

로즈 오일은 여성의 호르몬 밸런스를 조절하는 훌륭한 오일이다. 통증, 중압감, 심리적 불안감 등 생리 때 찾아오는 트러블과 갱년기에 나타나는 여러 증상을 부드럽게 완화시켜 준다.

- 평상시 캐리어 오일 1스푼(5㎖)이나 마사지크림에 로즈 오일 2~3방울을 희석하여 1일 1회 복부와 허리, 가슴 등에 골고루 마사지한다.
- 좌욕이나 입욕시 2~3방울을 유화제와 섞은 후 대야에 떨어뜨려 사용한다.
- 평상시 팬티에 1방울 떨어뜨려 활동한다.
  (가장 빠른 신체내 흡수 방법 중 하나)

출산 후

출산 후에는 호르몬 밸런스의 변화와 육아로 인해 우울증에 걸리기 쉽다. 이때 로즈는 마음 속 깊이 평안함을 준다.

아로마 램프에 로즈 오일을 1~2방울 떨어뜨려 방 안에 발향하여 향의 세계로 잠깐이나마 빠져보자.

건조, 노화 피부, 재생의 탁월한 효과

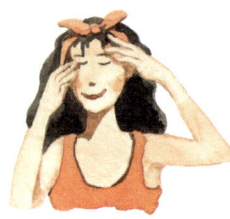

- 호호바 오일 1스푼(5ml)이나 사용하고 있는 영양크림, 에센스에 1방울 정도 희석하여 아침, 저녁으로 바른다.
- 얼굴용 팩에 로즈 1방울을 섞어준다.(곡물, 석고, 꿀 등 어떠한 팩에도 가능)

  참고 스킨 대용으로 로즈워터 자체를 사용해도 좋다.

기분이 좋지 않을 때(우울, 불안, 슬픔, 분노 등)

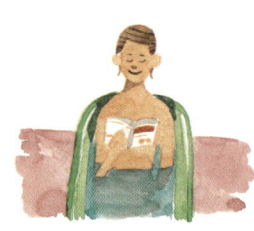

커다란 슬픔이나 분노, 견디기 힘든 스트레스 등으로 어려울 때, 당신의 마음을 부드럽게 감싸안아 마음 속 깊은 곳으로부터 진정시켜 준다. 장미 꽃은 감정에 깊이 작용한다고 알려져 있다. 상처받은 마음에 장미 한다발을 주는 기분으로 향을 발향해 보자.

- 로즈 오일을 티슈, 손수건 등에 1방울 떨어뜨려 깊게 들이마시며 호흡한다.
- 귓볼 뒤나 앞가슴에 한 방울 찍어 주어 활동한다.
- 좌욕이나 입욕시 1~2방울 떨어뜨려 사용한다.

엄마와의 첫만남(First Scent)에

 아이가 이 세상에 처음 태어날 때 환영한다는 의미로 엄마의 가슴에 로즈 한 방울을 떨어뜨린다. 그러면 엄마가 아이를 처음 안았을 때 아이와 엄마 모두 장미향으로 가득할 것이다.

신생아 마사지 오일에

 갓 태어난 신생아는 태열도 있고 피부가 연약하다.
 이때 호호바(또는 스위트아몬드) 오일 50ml에 로즈 오또 1방울을 희석하여 마사지한다.

향수에

 여성의 아름다움을 표현하는 꽃, 로즈. 이 오일을 중심으로 장미꽃을 이미지해서 향수를 만들어 보자. 당신의 매력을 한층 더 돋보이게 할 것이다.
- 캐리어 오일 1스푼(5ml)에 로즈 3방울, 오렌지 스위트 5방울을 희석하여 향수처럼 사용한다.
- 에탄올 60ml, 정제수 35ml, 로즈 20방울, 오렌지 스위트 40방울, 버가못 40방울을 브랜딩하여 사용한다.

로즈 워터 사용하기

 로즈 에센셜 오일 추출시 나오는 부산물이며 수용성으로 피부 보습, 순환 촉진을 도울 수 있다. 건조하거나 칙칙한 신체 부위에 수시로 뿌려주어 흡수시킨다.

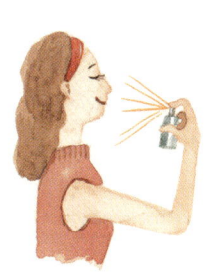

 팩을 만들거나 비누, 화장품을 만들 때 물 대신 사용하면 피부에

더욱 도움이 된다.

장미 각질 제거제

 흑설탕 또는 고운 소금에 캐리어 오일을 1:1로 섞은 후 로즈 오일을 떨어뜨린다.

 보통 100g 정도의 양에 10방울 정도, 이때 라벤더를 혼합해도 좋다.

장미 각질 제거제 만들기
흑설탕 50g : 그레이프시드(캐리어 오일) 50ml : 로즈 5방울 : 라벤더 5방울

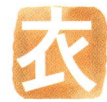

장미포푸리

 선물 받은 장미를 잘 말려 주머니에 넣으면 향기로운 포푸리가 되고, 속옷 서랍장에 넣어두면 옷 입을 때마다 장미의 은은함을 느낄 수 있다.

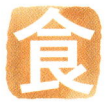

식용 장미를 이용하여 샐러드나 허브 비빔밥 등 음식에 사용할 수 있다.

허브차 즐기기

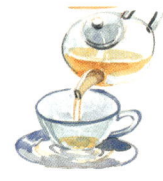

 평상시 생리 장애가 있거나 혈액 순환이 잘 안 되고 피부가 거친 경우, 또는 심리적으로 안정이 안 될 때 장미 허브티를 마시면 도움이 된다.

드라이 플라워

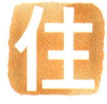

잘 말린 장미는 집 안 인테리어나 분위기를 계절에 상관 없이 한껏 살려 줄 수 있다.

★ 주의 사항

임신 초기에는 로즈 오일의 사용을 자제한다.

10℃ 이하에서는 로즈 오일이 고체화되는 경우가 있다. 이때는 병을 손에 쥐고 따뜻하게 해주면 원래대로 되돌아 온다.

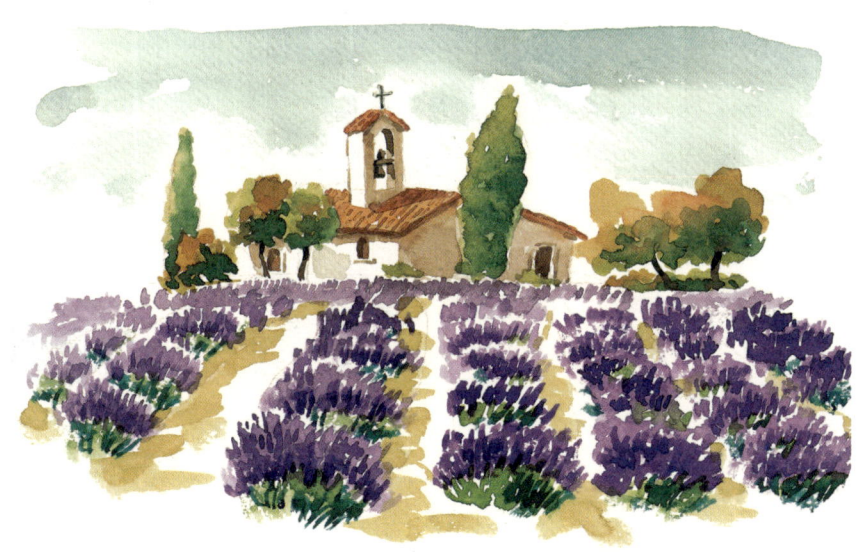

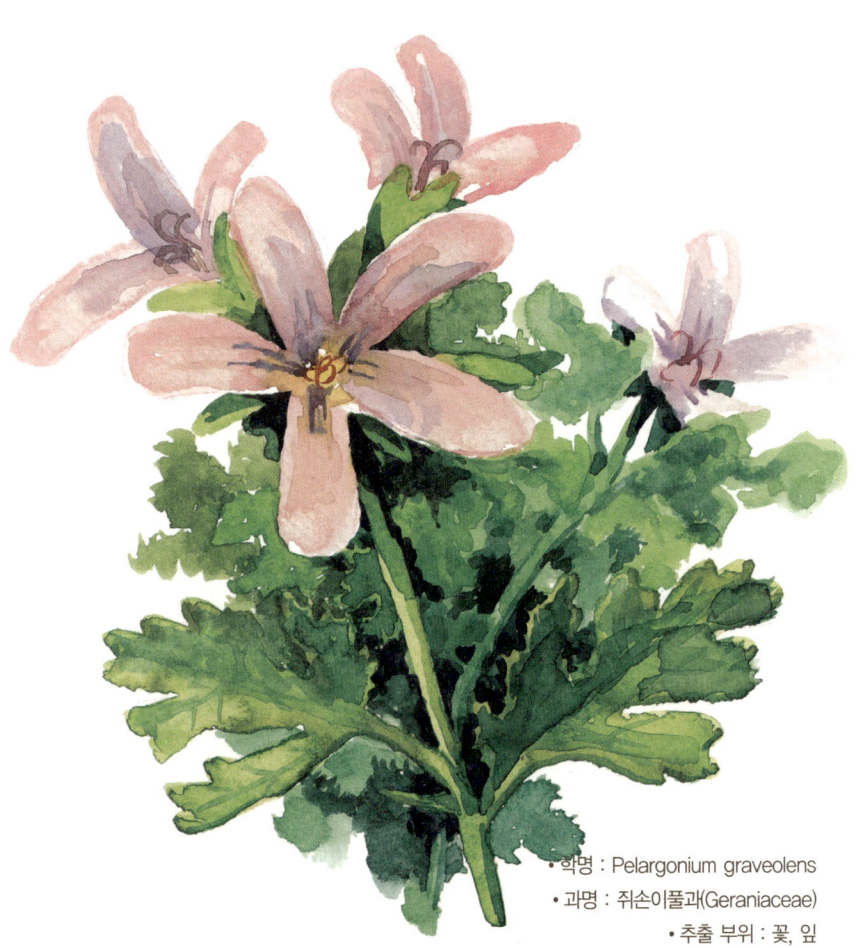

제라늄/호르몬균형

Geranium

- 학명 : Pelargonium graveolens
- 과명 : 쥐손이풀과(Geraniaceae)
- 추출 부위 : 꽃, 잎
- 추출 방법 : 수증기 증류법
- 노트 : 미들

제라늄의 어원을 살펴보면, 학명의 'Pelargonium'은 라틴어의 'Pelargos(황새)'를 뜻하며, 제라늄의 씨가 황새의 부리를 닮았기 때문에 붙여진 이름이다. 그리고 종명의 'graveolens'는 'gravis(강한)'와 'olens(향기롭다)'의 합성어로 강한 향기를 갖고 있다는 것을 의미한다.

전통적으로 아프리카인들은 제라늄을 설사나 상처, 피부 트러블 등의 치료용으로 사용해 왔으며, 유럽에서는 건물 창가에 나쁜 기운이 들어오지 않도록 제라늄을 키우는 풍습이 있다.

그린 플로럴 풍의 우아한 제라늄 향은 스트레스로 고민하는 현대인들에게 잘 맞는 향이고, 마음을 편안하게 유도해 피곤하고 지친 심신을 건강하게 회복시켜준다.

제라늄 오일은 호르몬 밸런스를 조정하는 것으로 잘 알려져 있고, 또한 체액의 밸런스를 조절해 림프 순환을 돕는다.

여성의 트러블(월경 전 증후군, 생리 장애, 폐경기 등)에

- 월경 전 5일 동안 제라늄 오일 6~8방울을 유화제와 섞은 후 욕조에 떨어뜨려 입욕한다.
- 생리통이 있을 때 제라늄 오일 2방울을 떨어뜨려 하복부에 온습포한다.
- 평상시 제라늄 오일 2방울을 유화제와 섞은 후 대야에 떨어뜨려 좌욕을 꾸준히 하면 효과를 볼 수 있다.
- 캐리어 오일(호호바, 이브닝프림로즈) 1스푼(5ml)에 제라늄 오일 3방울을 희석하여 마사지 오일로 사용한다.

노화 피부, 복합성 피부 케어에

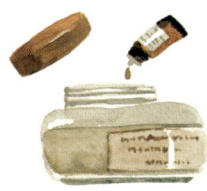

제라늄 오일은 피지와 수분 밸런스를 조절하여 복합성 피부에 효과가 있고, 피부 재생 작용이 있어 노화 피부에도 효과가 크다.
- 캐리어 오일(호호바, 로즈힙오일) 1스푼(5ml)에 제라늄 오일 2방울을 희석하여 바른다.
- 사용하고 있는 크림, 로션을 바를 때 제라늄 1방울을 떨어뜨려 사용한다.

타박낭, 염좌, 입술 헤르페스에

- 제라늄 오일 2~3방울을 떨어뜨려 냉습포한다.
- 캐리어 오일 1스푼(5ml)에 제라늄 오일 5~7방울을 희석하여 바른다.

부종, 셀룰라이트에

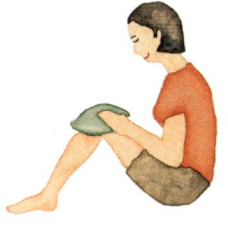

부종과 셀룰라이트는 호르몬 밸런스와도 관계가 깊어서, 호르몬 밸런스를 조정하는 작용이 있는 제라늄 오일이 효과가 있다.
- 캐리어 오일 1스푼 (5ml)에 제라늄 3방울, 쥬니퍼베리 1방울을 희석하여 마사지한다.
- 제라늄 오일 5~7방울을 유화제와 섞은 후 욕조에 떨어뜨려 입욕한다.

가슴 볼륨업!

- 여성호르몬 조절을 통해 유선 발달을 시켜주므로 가슴 관리에 탁월하다.
- 캐리어 오일(호호바) 1스푼에 제라늄 오일 3방울을 희석하여 매일 마사지한다.

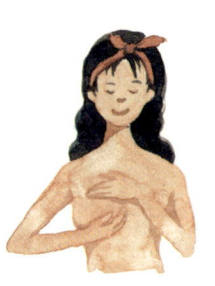

상담실 발향으로

 부드럽고 우아한 제라늄 향은 내면의 편안함 유도로 긍정적인 분위기를 연출하여 부드럽고 원활한 상담과 협상을 이룰 수 있도록 도와준다.

 아로마 램프에 5방울 정도를 떨어뜨려 발향한다.

<u>참고</u> 이때 버가못을 함께 발향하면 더욱 향기롭다.

★ 주의 사항

임신 초기 오일 사용에 주의한다.

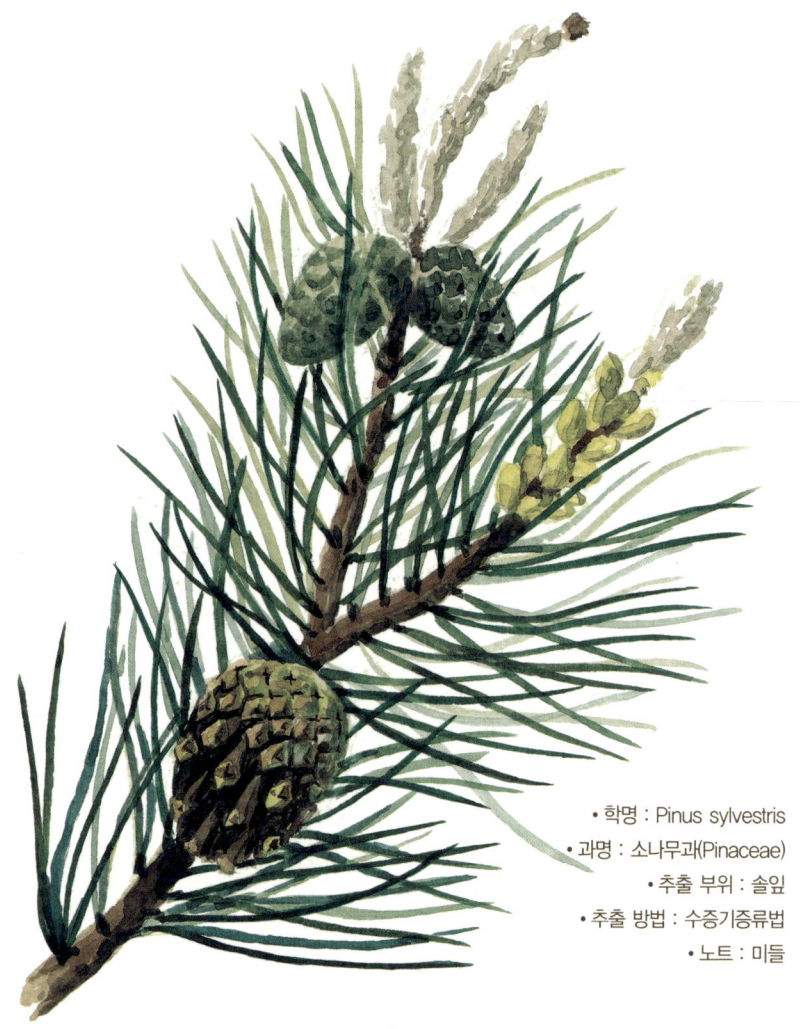

파인／정화

Pine

- 학명 : Pinus sylvestris
- 과명 : 소나무과(Pinaceae)
- 추출 부위 : 솔잎
- 추출 방법 : 수증기증류법
- 노트 : 미들

소나무는 우리에게 아주 친숙하며 송편을 찔 때, 그리고 공기 정화나 통증 완화를 위해 방바닥에 솔잎을 깔아 놓기도 했다.

솔잎에서 추출하는 파인 향은 마음을 상쾌하게 할 뿐만 아니라, 기관지와 호흡기 질환에도 효과가 뛰어나다. 또한 혈액 순환을 좋게 하여 근육 통증이나 관절염 등에도 도움이 된다.

소나무 숲속에서 호흡을 하면 혈액내 산소량이 증가하여 컨디션을 좋게 하고, 우리 몸 안에 에너지를 충진시킨다고 한다. 소나무가 울창한 지역에 사람들이 모여 사는 것도 그곳의 공기가 호흡기 질환에 탁월한 효과가 있기 때문이다.

코, 목감기나 잔기침, 가래가 많이 생길 때

- 손수건이나 컵에 파인 오일 1방울을 떨어뜨려 깊게 들이마신다.
- 캐리어 오일 1스푼(5ml) 또는 크림에 3방울 정도 떨어뜨려 목 부위와 가슴 부위에 바른다.

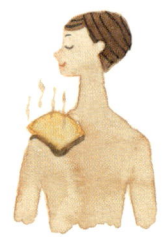

근육통이나 관절염에

- 따뜻한 물에 파인 오일 3방울을 떨어뜨려 온습포한다.
- 캐리어 오일 1스푼(5ml) 또는 크림에 파인 오일 3방울을 희석하여 마사지한다.

무기력하거나 정신적으로 피로할 때

■ 옷깃 안쪽이나 손수건 등을 이용하여 흡입하며, 실내에 발향
  시킨다.
■ 캐리어 오일에 희석시켜 바디오일로 사용한다.

참고 이때 로즈마리나 페퍼민트를 함께 사용하면 더욱 효과적이다.

면역력 증진

평상시 발향이나 흡입으로 오일 향을 맡거나 바디오일로 꾸준히
사용하면 신체 면역력을 향상시킬 수 있다.

★ 주의 사항

피부에 부작용을 일으킬 수 있으므로 민감성 피부나 아이들 피
부에는 충분히 희석해서 사용해야 한다.

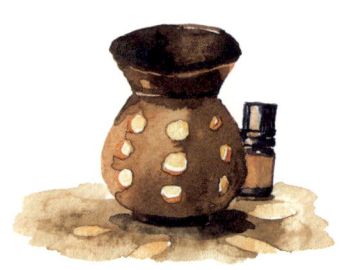

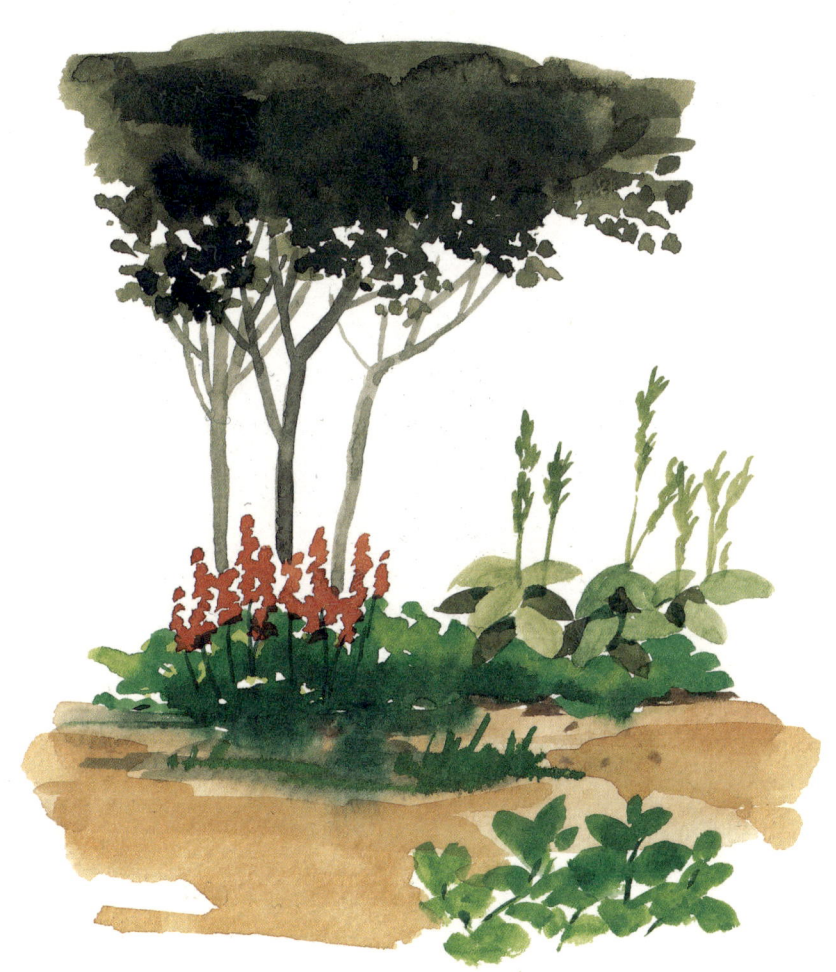

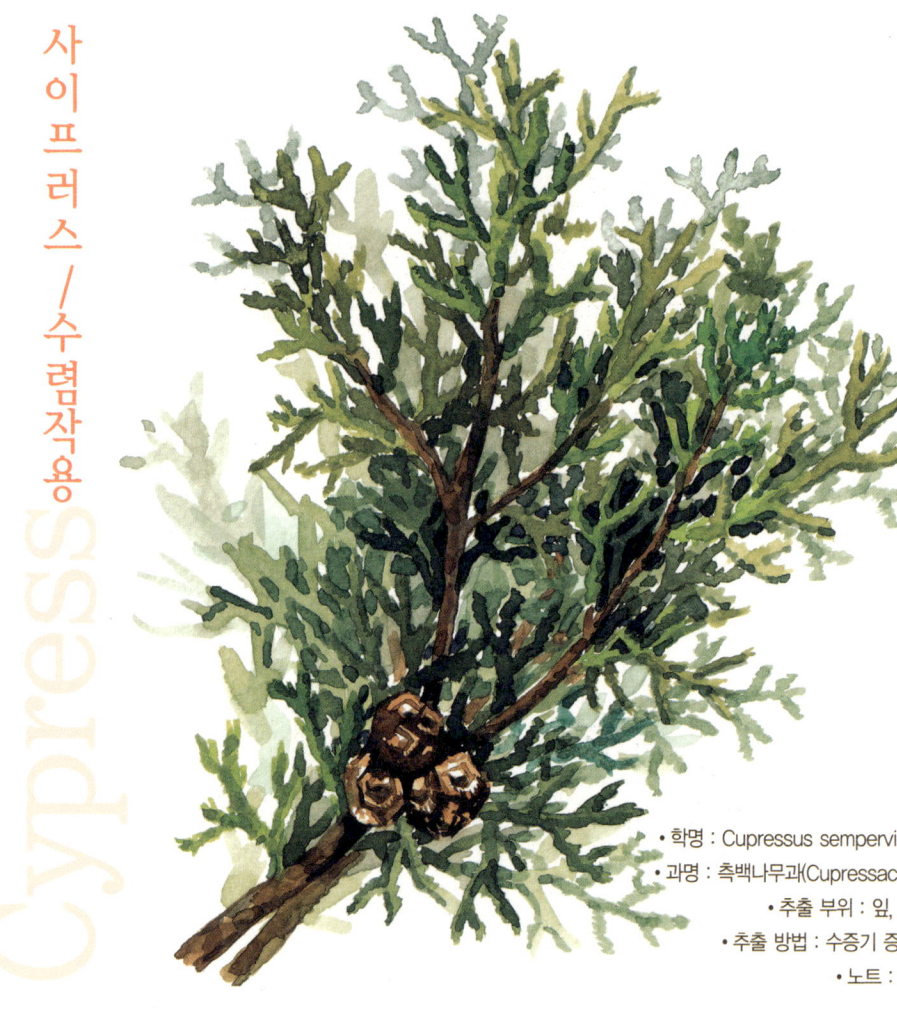

사이프러스 / 수렴작용

Cypress

- 학명 : Cupressus sempervirens
- 과명 : 측백나무과(Cupressaceae)
- 추출 부위 : 잎, 구과
- 추출 방법 : 수증기 증류법
- 노트 : 미들

학명 'Cupressus'는 나무를 숭배하던 키프로스섬의 이름에서, 그리고 'sempervirens'는 '영원히 산다'는 뜻으로 부패하지 않고 생명력이 강한 나무의 특성에서 유래한다. 고대 이집트인들은 이 나무로 관을 만들고 여러 가지 의료기구를 만들었으며, 그리스에서는 종교적 신성함과 영원을 상징하여 사찰을 짓는 목재로 사이프러스를 사용하였다. 특히 이 나무는 예수님이 매달린 십자가를 만든 나무로 잘 알려져 있다.

상쾌하고 산뜻한 느낌의 수목 향은 마음을 정화하고, 차분하고 침착하게 해서 안정감을 가져다 주며 쇠약해진 에너지를 고양시키고 혈액 순환을 촉진한다.

사이프러스 오일은 수렴작용이 뛰어나 부종, 비만 관리, 치질, 정맥류 등에 효과가 우수하다. 이 식물의 열매는 여성의 난소의 형태와 유사하며, 예로부터 사이프러스 오일은 여성 신체의 리듬을 조절하는데 사용되어져 왔다.

부종, 비만 관리, 순환 촉진에

사이프러스의 탁월한 수렴, 이뇨 작용은 체내에 쌓인 노폐물과 혈액 순환 정상화를 도와준다.

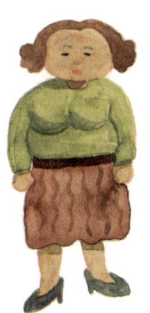

- 족욕시에 사이프러스 3방울을 떨어뜨린다.
- 사이프러스 오일을 7~8방울 유화제와 섞은 후 욕조에 떨어뜨려 입욕한다.
- 캐리어 오일 1스푼(5ml)에 사이프러스 3방울을 희석하여 적용 부위에 마사지한다.

참고 그레이프후룻, 쥬니퍼베리 등과 혼합하면 더욱 효과적이다.

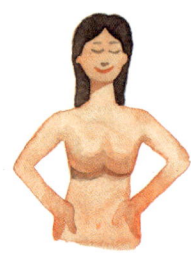

월경 지연, 월경 과다

■ 월경이 지연되는 사람은 월경 후반부터 사이프러스 오일을 입
   욕과 온습포에 사용한다.
■ 월경 과다의 경우는 사이프러스 오일을 하복부에 온습포나 마
   사지를 한다.

갱년기에 얼굴이 달아오를 때

 갱년기에는 갑자기 얼굴이 화끈거리거나 달아오르는 일과 발한
으로 고민하는 사람이 많다.

■ 사이프러스 오일 7~8방울을 유화제와 섞은 후 욕조에 떨어뜨
   려 미지근한 물에 입욕한다.
■ 사용하는 크림이나 로션에 사이프러스를 1방울 떨어뜨려 사용
   한다.

정맥류에

 정맥류는 체중 증가, 호르몬 변화, 연령 등으로 정맥의 탄력이
약해져서 생기는 경우가 많다. 사이프러스의 수렴작용이 정맥
벽의 조직을 잡아당겨 주는 역할을 한다.

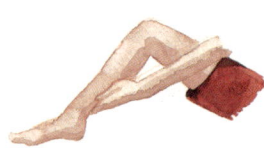

■ 사이프러스 3방울을 떨어뜨려 냉습포한다.
■ 캐리어 오일 1스푼(5ml)에 사이프러스 2방울, 레몬 1방울을 희
   석하여 부드럽게 환부를 마사지한다.

<u>참고</u> 정맥류에는 뜨거운 물에 입욕하거나 강한 마사지는 금물이다.

치질에

사이프러스는 수렴 효과가 뛰어나 항문 괄약근의 수축을 돕는다.

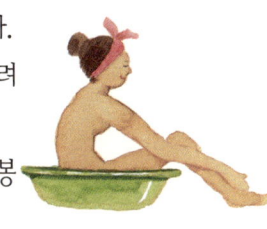

- 사이프러스 오일 3방울을 유화제와 섞은 후 대야에 떨어뜨려 좌욕한다.
- 심할 경우 사이프러스 오일 1방울을 캐리어 오일과 섞은 후 면봉 에 떨어뜨려 도포하여 준다.

화분증에

코가 막혀서 괴로울 때, 특히 점막이 민감하게 되었을 때에 추천한다.

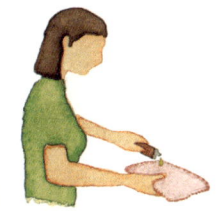

- 사이프러스 2방울을 티슈나 손수건, 또는 머그컵에 떨어뜨려 흡입한다.
- 사이프러스 4방울, 라벤더 3방울을 유화제와 섞은 후 욕조에 떨어뜨려 입욕한다.
- 캐리어 오일 1스푼(5ml)에 사이프러스 2방울, 라벤더 1방울을 희석하여 얼굴, 귀, 목 등을 마사지한다.

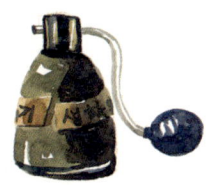

향수에

사이프러스는 보통 남성 향수에 많이 사용되며 자신감과 용기를 불어 넣어 주는 향으로 알려져 있다.

알코올 30ml, 정제수 20ml에 사이프러스 30방울, 버가못 20방울을 브랜딩하여 향수로 사용한다.

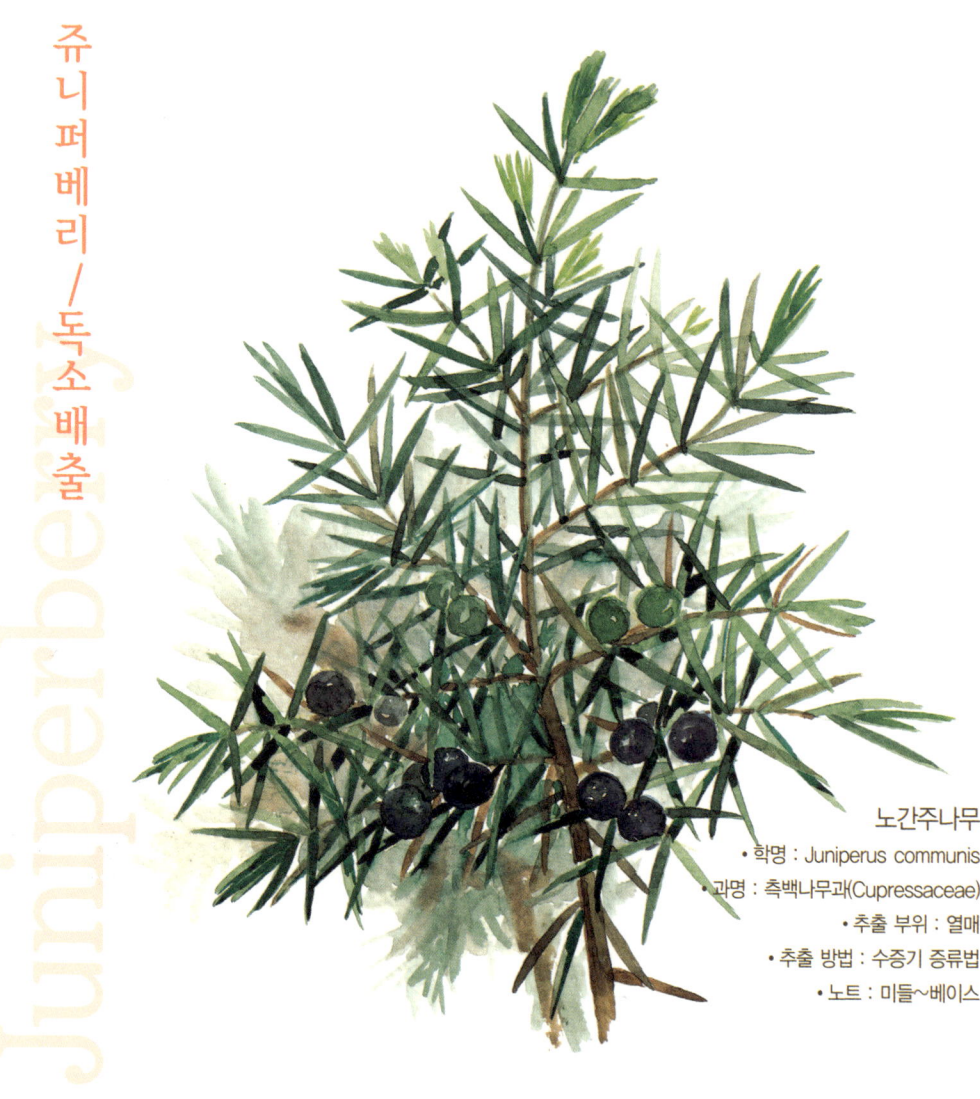

주니퍼베리/독소배출

Juniperberry

노간주나무

•학명 : Juniperus communis
과명 : 측백나무과(Cupressaceae)
•추출 부위 : 열매
•추출 방법 : 수증기 증류법
•노트 : 미들~베이스

라틴어로 쥬니퍼는 '작은', 베리는 '열매'를 의미하므로 쥬니퍼베리는 '작은 열매'라는 뜻이다.

아득한 옛날부터 기도와 염원을 위한 훈향에 사용되었고, 유럽에서는 '생명의 나무(the tree of life)'로 알려져 있다. 고대로부터 쥬니퍼의 소독 작용을 중요하게 여겼고, 프랑스의 병원에서는 쥬니퍼와 로즈마리를 태워 병원의 공기를 정화하였다고 한다.

또한 쥬니퍼베리(열매)는 드라이진(술)의 향에도 사용되어진다.

수목 향의 쥬니퍼베리 오일은 이뇨 작용이 있어서 신체의 노폐물을 깨끗이 청소해 주며, 혈액 순환이 안 되어 발생하는 통증에 대표적으로 사용되는 오일이다. 또한 신장의 움직임을 조절해 체액 밸런스를 조절하는 정유이기에 '우리 몸의 청소부'라고도 할 수 있다.

이 향을 가슴 깊숙이 심호흡하면 마음이 깨끗해짐과 동시에 일에 대한 집중력 또한 상승하게 된다.

비만, 부종과 셀룰라이트에

노폐물을 배출해 대사를 촉진하는 쥬니퍼베리는 부종과 셀룰라이트 등 체액이 정체되어 있을 때 최적이다.

- 다리가 자주 붓거나 순환이 잘 안 될 때 따뜻한 물에 5방울 정도 떨어뜨려 족욕한다.
- 캐리어 오일 1스푼(5ml)에 쥬니퍼베리 3방울, 또는 크림에 희석하여 림프 흐름에 맞추어 신체의 말단부터 심장 방향으로 마사지를 한다.

참고 그레이프후룻, 사이프러스와 함께 사용하면 효과가 더 크다.

어깨 결림, 근육과 관절 통증에

어깨 결림은 보통 자세, 눈의 피로와 과식도 원인이 된다. 스트레칭을 정기적으로 해보는 것도 좋다.

■따뜻한 물에 쥬니퍼베리 오일 3~5방울을 떨어뜨린 후 수건을 적셔 통증 부위에 온습포한다.

■욕조에 8~10방울을 유화제와 섞은 후 욕조에 떨어뜨려 반신욕한다.

■캐리어 오일 1스푼(5ml)에 쥬니퍼베리 3방울을 희석하여 마사지한다.

참고 로즈마리, 라벤더, 페퍼민트와 함께 사용해도 좋다.

냉증에

쥬니퍼베리는 혈액 순환 촉진 작용이 있어 냉증에 효과가 있다.

■쥬니퍼베리 오일 2방울을 떨어뜨려서 족욕한다. 오일이 침투되면서 신체가 따뜻해지고 얼굴에 땀이 난다.

■반신욕도 좋은 방법이다.

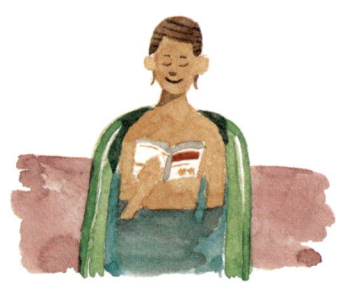

집중력 향상에

상쾌한 수목 향이 마음을 차분하게 해서 집중력을 높여준다.

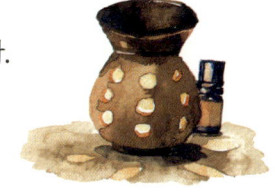

- 아로마 램프에 쥬니퍼베리 오일 3~5방울을 떨어뜨려 발향한다.
- 손수건이나 티슈에 오일 1~2방울을 떨어뜨려 흡입한다.

참고 레몬과 로즈마리 오일과의 브랜딩은 특히 추천할 만하다.

클린징으로 사용

여성들이 사용하는 클린징 오일이나 크림에 1% 정도 희석하여 사용하면 피부 정화의 효과가 있다. 피부염, 여드름, 지성피부에 적합하다.

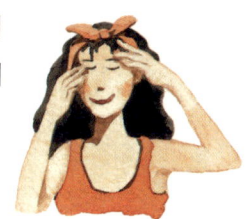

이런 때에도

이 향은 마음에 안정감을 부여해서 용기를 북돋아주는 힘을 가지고 있다. 환경의 변화와 스트레스로 기분이 불안정할 때, 은은하게 향을 피워보자.

★ 주의 사항

이뇨 촉진 작용으로 인해 신장을 자극할 염려가 있기 때문에 만성 신장 질환자는 사용을 자제한다.

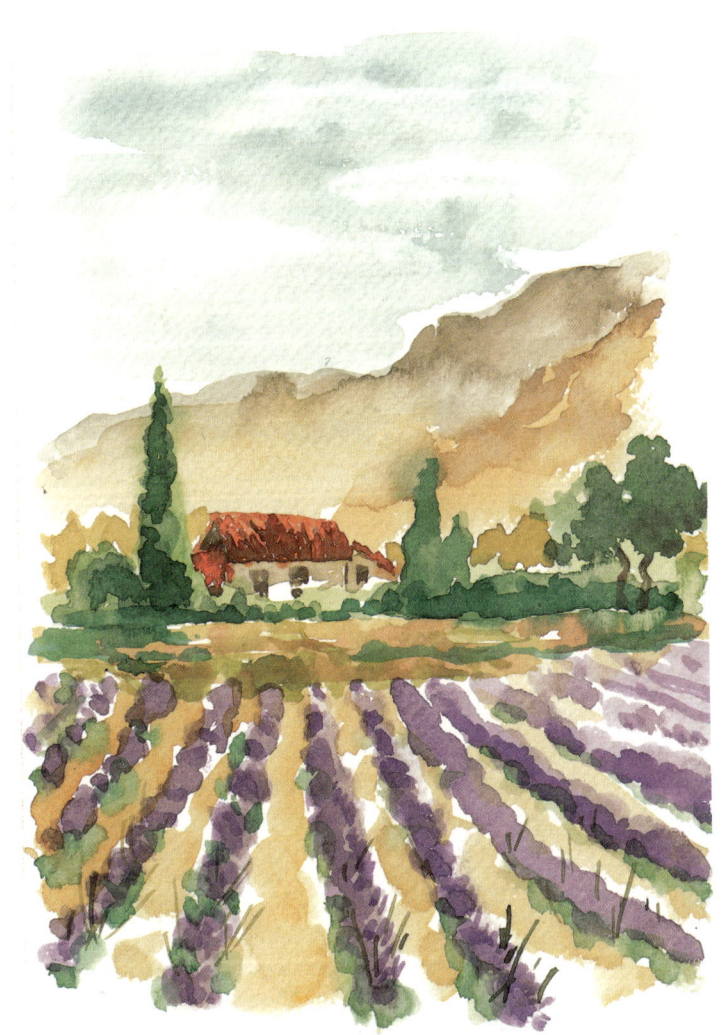

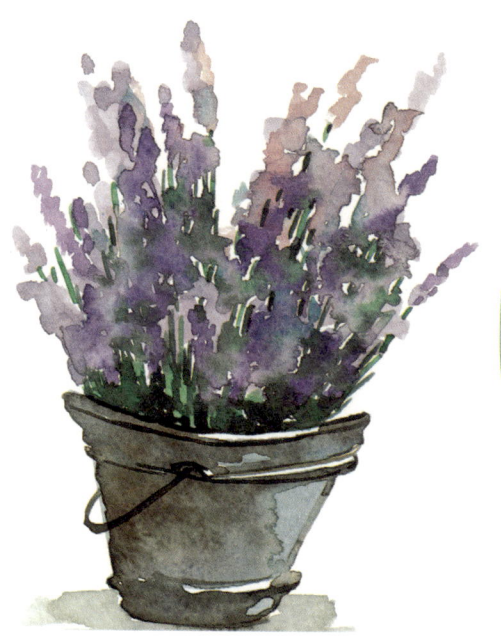

Part Ⅲ
생활
아로마

나에게 맞는 사용 방법을 생활의 지혜로 만드는 센스!
에센셜 오일은 살균, 소독, 탈취 작용이 뛰어나 집 안에서
다양하게 활용할 수 있다.

 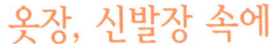

아로마 인 하우스

옷장, 신발장 속에

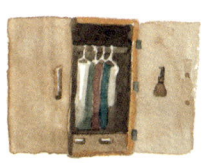

포푸리에 라벤더, 페퍼민트, 로즈마리, 레몬, 티트리, 유칼립투스 등의 에센셜 오일 3방울 정도를 떨어뜨려 사용하면 옷장이나 신발장에 탈취 • 냄새 제거의 효과를 얻는다.

세균의 온상지 발 매트

살균력이 뛰어난 티트리, 유칼립투스, 페퍼민트, 레몬, 파인, 타임 등을 매트에 직접 2~3방울 떨어뜨려 사용하거나 스프레이로 만들어 뿌려준다.

에어컨, 온풍기를 통한 실내 청정 효과

유칼립투스, 로즈마리, 레몬, 티트리, 파인, 페퍼민트 등의 에센셜 오일을 천이나 리본에 3방울 정도 떨어뜨려 송풍구에 매달아 놓는다.

차량 에어컨에도 같은 방법으로 적용할 수 있다.

나무 조각이나 숯을 이용

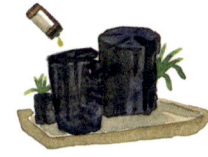

숯이나 나무 조각 또는 향을 머금을 수 있는 도구를 이용해 에센셜 오일 3~5방울을 떨어뜨려서 집 안에 향기가 가득하게 한다.

담배 냄새 제거

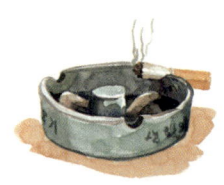

- 드라이 허브를 담아 재털이 옆에 놓는다.
- 허브 주머니에 에센셜 오일(페퍼민트, 레몬, 버가못, 유칼립투스, 로즈마리 등) 3~4방울을 떨어뜨린다.
- 아로마 램프에 위 에센셜 오일 3~5방울을 떨어뜨려 발향한다.

요리(삼겹살, 생선 구이) 후 냄새 제거

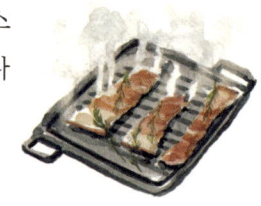

 탈취가 빠른 레몬, 버가못, 유칼립투스, 페퍼민트, 레몬그라스 등의 오일로 스프레이를 만들어 집 안 구석구석을 뿌려 주거나 아로마 램프를 발향한다.

참고 휴대하면서 식사 후 옷에 스프레이하면 향긋한 향을 유지할 수 있다.

냉장고 냄새 탈취

 냉장고 안을 청소할 때 로즈마리, 레몬, 유칼립투스, 페퍼민트 등을 3방울 정도 떨어뜨려 깨끗이 닦아준다.

참고 솔잎이나 신갈나무(참나무)잎을 냉장고 안에 넣어두면 탈취 효과가 있다.

청소기

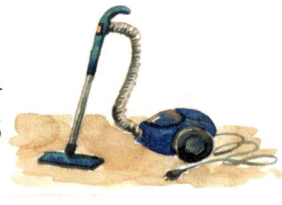

 항균 효과가 뛰어난 티트리, 파인, 페퍼민트 등의 오일을 청소기 필터에 1~2방울 떨어뜨려 사용하거나 화장솜에 위 오일 3~5방울을 떨어뜨려 먼지통 안에 넣어둔다.

걸레질

 걸레에 시트러스(감귤)계 오일이나 파인, 티트리, 유칼립투스, 라벤더, 로즈마리 오일 등을 3방울 정도 떨어뜨린 후 집 안 구석구석을 닦아준다.

행주 건조할 때

 건조할 때 레몬, 라벤더, 티트리 등의 오일 1방울을 떨어뜨려 건조시키면 더욱 하얀 행주와 주방 안에 식욕 돋는 향기를 느낄 수 있다.

가구나 전화기를 닦을 때

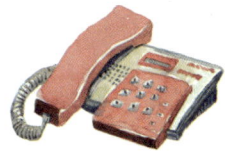

전화기를 닦을 때

 여러 사람들이 만지고 사용하는 수화기를 닦을 때 티트리, 레몬, 오렌지, 유칼립투스, 라벤더 등의 오일을 선택하여 한 방울 떨어뜨려 사용한다.

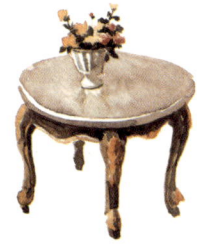

목재 가구를 닦을 때

 호호바 오일 50ml, 비즈왁스 10g을 전자레인지에 넣고 녹여서 에센셜 오일(라벤더, 로즈마리, 파인, 쥬니퍼베리 등) 10방울을 떨어뜨려 용기에 붓고 굳혀서 사용한다.

주방 개수대

설거지 마지막이나 설거지 후 개수대에 남아 있는 냄새 제거나
살균 효과를 위해 레몬 한 방울 또는 스프레이를 활용해 보자.

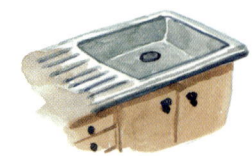

정수기 물받이통

물이 항상 고여 있어 세균 번식의 최적지이다. 티트리, 페퍼민
트 에센셜 오일 1~2방울을 물받이통에 떨어뜨려 놓거나 닦아준
다.

세탁할 때

세제와 함께 또는 세탁 시 마지막 헹굼물에 라벤더나 로즈마리,
제라늄, 유칼립투스, 티트리 등의 오일을 2~3방울 떨어뜨려 준다.

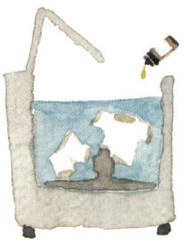

음식물 쓰레기통

음식물 쓰레기통은 뚜껑을 열 때마다 불쾌한 냄새가 나는데 이
때 오렌지, 레몬, 로즈마리, 페퍼민트 등의 에센셜 오일 2~3방울
을 통 안에 떨어뜨려 놓거나 페퍼민트 스프레이를 만들어 뿌려
주면 살균, 탈취 효과가 있다.

다림질 할 때

옷의 살균, 소독 뿐만 아니라 은은한 향으로 기분까지 업!
다림용 분무기에 물을 넣고 에센셜 오일 2~3방울을 떨어뜨려

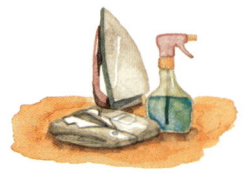

사용한다.

취향에 따라 편안한 향의 라벤더나 상쾌한 로즈마리, 페퍼민트, 유칼립투스 등을 이용한다.

참고 이때 옷에 얼룩이 남을 수 있는 색이 있는 오일은 피한다.

애완동물을 위한 쾌적한 환경과 예방을

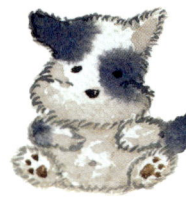

라벤더, 제라늄, 레몬그라스, 티트리, 나이프러스, 레몬 등

냄새 제거를 위한 탈취용 스프레이(분무기)를 만들어 실내에 분무하거나 털이 있는 애완동물들의 피부염 예방으로 털에 뿌려준다.

추천 브랜딩

■에탄올 20㎖ : 티트리 5방울 : 라벤더 5방울 : 그레이프후룻 10방울 : 정제수 80㎖
■캐리어오일 10㎖ : 티트리 2방울 : 레몬 2방울 : 라벤더 2방울을 브랜딩하여 면봉에
  1방울 떨어뜨려 귓속이나 피부염증 부위를 닦아준다.

공부방(집중력 향상)

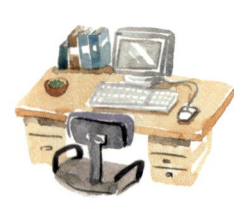

레몬, 바질, 로즈마리, 페퍼민트, 쥬니퍼베리 등

집중이 안 되고 머리가 무거울 때 1~2방울의 에센셜 오일을 손수건이나 티슈에 떨어뜨려 향을 맡거나, 스프레이 용기에 물과 섞어 사용, 또는 아로마 램프를 활용한다.

레몬은 학습 능률을 높여주고, 바질은 지친 두뇌를 활성화시키며, 로즈마리는 집중력 향상에 좋고, 페퍼민트는 두통에 좋다. 지나치게 무리해서 공부했다면 쥬니퍼베리나 클라리세이지를 사용해 보자.

참고 단 지나치게 많이 사용하면 오히려 더 졸릴 수가 있으니 조심해야 한다.

침실

로즈나 네롤리, 재스민, 일랑일랑은 로맨틱하고 기쁨이 넘치는 침실 분위기를 잘 연출해낸다. 램프에 2~3방울 떨어뜨려 발향한다.

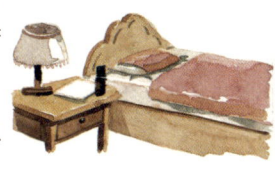

손님방에 라벤더, 제라늄, 오렌지 스위트 오일을 사용하면 우호적이고 따뜻한 분위기를 만들 수 있다.

부모님 방에

유칼립투스, 버가못, 로즈마리, 파인, 레몬, 오렌지, 시나몬, 프랑킨센스 등을 이용해 실내 발향하거나 룸 스프레이를 만들어 수시로 뿌려준다.

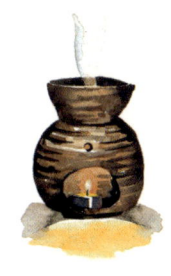

상큼한 천연향을 이용해 방 안에 머물러 있는 체취를 없애고 실내 공기를 살균 · 정화시켜 부모님의 건강과 젊음을 유지시켜 드린다.

거실에서

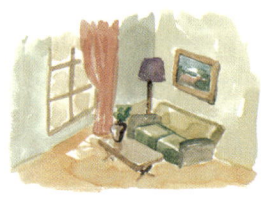

로즈, 제라늄, 오렌지, 버가못, 그레이프후룻, 레몬 등은 기분을 상승시키는 아로마 오일들이다.

발향기, 아로마 가습기를 이용하거나 룸 스프레이를 사용하면 담배 냄새와 음식 냄새 같은 불쾌한 악취들을 없애준다. 좀더 부드러운 향을 원한다면 포푸리를 이용한다.

욕실에서

목욕 시 아로마 오일은 피부로 흡수되어 촉촉하게 하고 순환기에 작용하는 동시에, 후각을 통해 감지된 향기는 뇌를 자극하고 행복감을 더해준다.

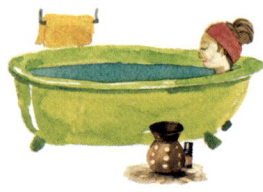

차가운 목욕은 자극적이고 따뜻한 목욕은 릴렉싱 효과가 있다. 아주 뜨거운 물로 하는 목욕은 혈관을 확장시키고 심장 고동을 빠르게 하기 때문에 부정맥, 치질, 고혈압 환자나 임산부는 피해야 한다. 목욕 시간은 약 20~30분 정도가 적당하다.

아로마 오일은 빨리 증발하기 때문에 목욕물을 다 받은 후에 오일을 떨어뜨려야 한다.

오일 사용량

전신, 반신욕 8~10방울 / 족욕 3~5방울 / 좌욕 3방울
(가능하면 유화제와 섞어서 에센셜 오일을 분산시켜야 피부 자극이 없다)

릴렉싱 목욕

 버가못, 캐모마일, 프랑킨센스, 라벤더, 마조람, 멜리사, 네롤리, 패촐리, 로즈, 샌달우드, 일랑일랑, 오렌지 스위트, 그레이프후룻 등

아침 목욕

 아침을 위한 목욕에는 먼저 따뜻한 물로 하고 마무리를 약간 차가운 물을 사용한다. 원활한 순환을 위해 목욕타월을 사용해도 좋다.
 사이프러스, 로즈마리, 타임, 유칼립투스, 제라늄, 라벤더, 레몬, 레몬그라스, 페퍼민트, 파인 등

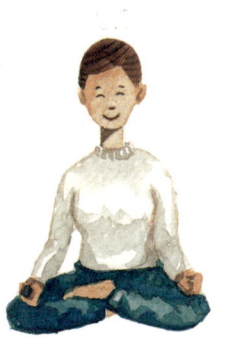

휴식을 위한 명상을

 프랑킨센스, 샌달우드, 사이프러스, 쥬니퍼베리, 파인, 버가못, 로즈우드 등
 바쁘고 지친 생활 속에서 탈피, 5분이라도 나만의 공간을 만들어 발향과 함께 휴식을 취한다.

운동 전후로

 운동 전 마사지 오일을 바르고, 흡수시킨 후 운동을 시작한다. 운동 후에는 마사지 오일을 바르고, 흡수시킨 후 휴식을 취한다.

추천 브랜딩

- 마사지
  캐리어오일 30㎖ : 로즈마리 5방울 : 쥬니퍼베리 4방울 : 레몬 4방울 : 라벤더 5방울
- 스프레이
  에탄올 40㎖ : 페퍼민트10방울 : 라벤더 8방울 : 로즈마리 12방울 : 정제수 60ml

독서할 때

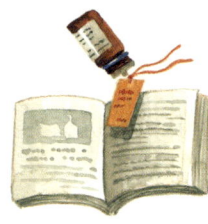

사이프러스, 쥬니퍼베리, 파인, 프랑킨센스, 버가못, 로즈 우드 등

 발향기를 이용해 실내 발향하거나 책갈피에 오일 2방울 정도 떨어뜨려 책 사이에 끼워 사용하면 차분한 마음으로 편안하게 책을 읽을 수 있다.

방충 효과

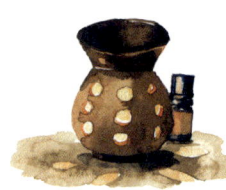

 집 안에 해충들, 특히 여름철 모기나 파리 등을 멀리하고 싶을 때와 야외 나들이 • 캠핑 할 때 벌레, 모기에 물리지 않도록 예방한다.
 유칼립투스, 레몬, 제라늄, 레몬그라스, 라벤더 등으로 발향하거나 스프레이로 희석하여 몸에 뿌려준다.

추천 브랜딩
■ 스프레이
　에탄올 40㎖ : 유칼립투스 레몬 30방울 : 레몬그라스 20방울 : 제라늄 10방울 : 정제수 60㎖

식물

방충용 스프레이

정제수 50ml에 라벤더 5방울 또는 캐모마일 3방울을 넣고 잘 흔들어서 식물에 수시로 뿌려주면 벌레의 접근을 막을 수 있다.

캐모마일 저먼이나 바질을 끓인 물을 식물에 뿌려줘도 효과가 있다.

방충 종이 스틱

집 안에서 키우는 식물에 방충 종이 스틱을 만들어 화분에 끼워 놓으면, 방충 효과 뿐 아니라 에센셜 오일의 에너지가 식물을 건강하게 자랄 수 있도록 도와준다.

만드는 방법

나무 젓가락을 사이즈에 맞게 자른 후 두꺼운 종이를 알맞게 잘라 나무 젓가락 사이에 끼워 넣는다.

라벤더, 페퍼민트, 유칼립투스, 로즈마리, 레몬그라스 등의 에센셜 오일을 1주일에 1~2번 두꺼운 종이에 2~3방울 떨어뜨린다.

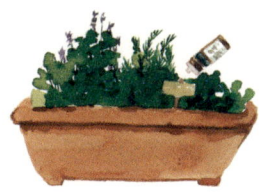

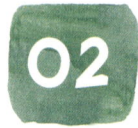

02 허브 먹거리

허브를 향으로 많이 이용하지만 가장 흥미롭게 접할 수 있는 것은 먹거리이다. 신선하게 즐길 수 있는 허브의 종류와 방법을 알아보자.

허브티 즐기기

가장 쉽고 간편하게 이용할 수 있는 '마시며 즐기는' 허브 테라피로 혈액 순환 촉진과 노폐물 배출을 빠르게 도와주어 몸의 균형을 맞춰준다. 허브티를 마시면 허브가 갖고 있는 유효 성분에 의한 천연 허브의 에너지를 느낄 수 있다.

허브티 마시는 방법

1. 따뜻한 티포트에 허브를 넣는다.(1티스푼 : 1인 분량)
2. 허브를 넣은 티포트에 뜨거운 물을 붓는다.(1인분 허브에 150ml 정도가 적당)
3. 뚜껑을 덮고 3분 정도 허브가 우러날 때까지 기다린다.
4. 따뜻하게 해 놓은 찻잔에 따른다. 티포트에 담긴 허브티를 다 따르면 떫은 맛이 우러나지 않는다. 취향에 따라 꿀이나 우유, 설탕 등을 넣어도 좋다.

참고 만약 갓 따온 허브를 넣을 경우, 건조 허브에 비해 양을 2~3배 더 넣는다.

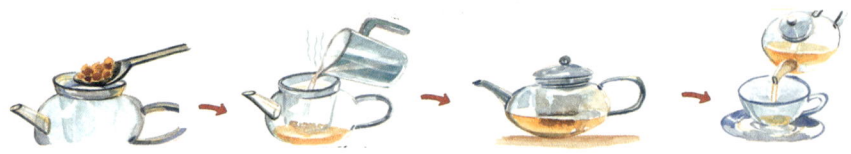

허브티 종류	학 명	효 과
	라벤더 Lavender 꽃	풍성하고 달콤하면서도 강한 꽃 향으로 긴장을 풀어주고, 현대인의 스트레스, 두통, 불안, 불면증에 도움을 주며 피로를 풀어준다.
	로즈 Rose 꽃	우아하고 부드러운 장미 향은 불안한 마음을 진정시키며, 생리 불순, 갱년기 장애 등 여성 호르몬 밸런스를 맞춰주고 신경성 설사를 완화시켜준다. 또한 피부 미용에도 좋다.
	재스민 Jasmine 꽃	달콤하고 관능적인 향으로 생리 정상화, 모유 촉진, 냉증, 스트레스성 위통, 우울증, 목소리가 쉬었을 때 등에 효과가 있으며 심리적 진정, 행복감을 느낄 수 있는 향기이다.
	타임 Thyme 잎	샤프하면서 톡 쏘는 자극적인 향기를 내는 타임은 살균, 소독 작용으로, 감기, 기침, 호흡기 질환에 도움을 주고, 소화, 위장기능 강화, 피로 회복에도 효과가 있다.
	레몬밤 Lemon Balm : 잎	'학자의 허브'로 잘 알려져 있으며, 머리를 맑게 해주고 기억력을 증진시켜 수험생에게 적합한 차이다. 레몬 향이 나며, 신경성 두통, 소화 불량 등에도 효과가 있다.
	페퍼민트 Peppermint 박하, 잎	상쾌하고 후레쉬한 향으로 향기와 맛이 뛰어나 인기가 있는 차다. 더부룩함과 입덧 해소 등 소화에 효과가 있고 변비, 감기 예방에도 도움을 준다.
	레몬그라스 Lemongrass 잎	레몬과 비슷한 향기가 나며, 리후레쉬 효과가 있어서 소화 촉진, 식욕 부진, 빈혈에 효과가 있고 심신에 기운을 돋우는 차이다. 소화를 촉진하는 작용이 있어서 식후에 마시면 아주 좋다.

허브티 종류	학 명	효 과
	캐모마일 저먼 Chamomile German 꽃	은은한 사과 향이 나는 차로 긴장을 풀어주고 심신을 안정시키며 불면증, 소화 촉진에 효과가 있다. 또한 발한 작용이 있어 초기 감기에 물 대신 음용하면 효과를 볼 수 있다. 아이들이 한밤중에 잠을 자지 않고 보채거나 울 때 캐모마일 티를 우유에 타서 주면 효과가 있다.
	로즈마리 Rosemary 잎	'젊음을 돌려주는 차'로 알려져 있으며, 청량감이 있는 산뜻하고 강한 향은 뇌신경을 자극하여 머리를 맑게 해주고, 기억력을 높여준다. 또한 강한 살균력이 있으며 강장, 소화 작용이 뛰어나다.
	로즈힙 Rose hip 야생장미 열매	상큼하면서도 달콤한 향이 나며 비타민C가 풍부해서 '비타민의 보고'로 알려져 있다. 피부 미용에 좋고, 지친 심신에 편안함을 주며 기분을 고조시키는 효능이 있다. 또한 결석과 눈의 피로에도 효과가 있다.
	히비스커스 Hibiscus 꽃잎	시큼한 맛과 선명한 붉은 색이 인상적인 이 허브티는 비타민과 구연산이 풍부해서 피부 미용과 피로 회복에 효과가 크다. 또한 빈혈에 도움을 주고, 이뇨작용으로 몸의 신진대사를 좋게 해주며 변비, 감기에도 좋다.
	펜넬 Fennel 종자	'생선의 허브'라고 알려져 있으며 생선 요리와 궁합이 잘 맞는다. 또한 식욕을 억제하는 작용이 있어 고대 로마 여성들이 다이어트의 특효약으로 애용해 왔다. 이뇨작용과 해독 작용이 뛰어나 비만, 위장 트러블, 소화 촉진에 도움을 주고, 변비, 모유 촉진에도 효과가 있다. 임신 초기 과다 음용은 주의한다.

간단한 허브를 이용한 요리

집에서 쉽게 키울 수 있는 로즈마리, 레몬밤, 페퍼민트, 바질, 코리안더, 챠이브 등의 허브를 요리에 이용하여 신선한 허브향을 맘껏 즐겨보자.

허브 샐러드

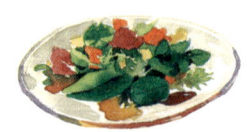

나스터츔, 팬지, 제비꽃, 보리지, 바질, 블렉페퍼, 파슬리, 아니스, 오레가노, 갈릭, 코리안더, 샤프란, 마조람, 챠이브, 스피아민트, 펜넬, 베이 등의 식용 허브를 취향에 따라 선택하여 신선한 허브 샐러드를 만든다.

굽는 요리를 할 때 (삼겹살, 생선구이)

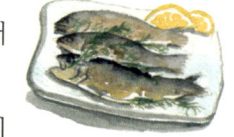

생선, 닭, 오리 등을 구워서 먹을 때 로즈마리, 펜넬, 바질, 페퍼민트 허브를 살짝 뿌려준다.

고기, 생선 등에서 날 수 있는 냄새를 없애주며, 소화를 촉진시켜준다.

찜 요리

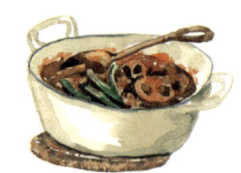

찜 요리 위에 허브(로즈마리, 갈릭, 바질, 페퍼민트 등)를 뿌려준다.

스프 끓일 때

스프를 끓여 보기 좋게 담은 후 바질, 애플민트, 페퍼민트 등의 잎 하나를 띄우면 맛과 영양을 더해준다.

허브 쿠키 & 허브 빵

엄마가 정성스럽게 만들어주시는 쿠키 간식과 빵에 허브 향으로 사랑을 더한다.

반죽할 때 1티스푼 정도의 허브(로즈마리, 시나몬, 라벤더 등)를 넣어준다.

허브 피자

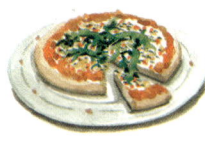

이태리 마르게리따 여왕에게 바질 피자를 만들면서 이태리국기를 상징하는 세 가지 색을 내기 위해 토마토 소스, 모짜렐라 치즈, 그리고 바질 잎이 들어갔다는 일화가 있듯이 이태리 정통 피자들에는 바질, 페퍼민트, 코리안더 등의 여러 허브 잎이 들어가 있다.

집에서도 허브 피자의 정통을 즐겨보자.

허브 샌드위치

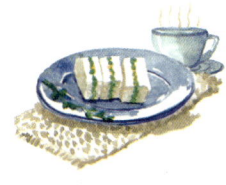

쌀국수 특유향으로도 잘 알려진 코리안더의 독특한 향은 입맛을 새롭게 돋울 뿐 아니라 아주 부드럽게 소화를 시켜준다.

파슬리나 오레가노, 애플민트, 로즈마리 등도 많이 사용한다.

허브 만두

여러 야채와 고기가 어우러져 남녀노소 모두가 즐기는 만두. 이번엔 바질이나 로즈마리를 넣어 색다르게 즐겨보자.

허브 비빔밥

이젠 대중적인 음식이 될 정도로 많이 찾는 깔끔한 허브 비빔밥. 식용 허브로 사용하고 있는 나스터츔, 바질, 페퍼민트, 챠이브, 파슬리, 코리안더 등의 허브와 허브 고추장을 넣어 젓가락으로 재미있게 비벼보자.

꽃을 보며 향과 함께 밥을 먹으니 입가에는 저절로 미소가~

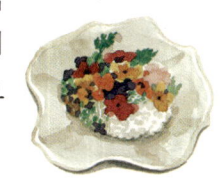

허브 닉초

약으로도 이용하는 감식초, 요리에 사용하는 식초에 로즈마리, 티트리, 마조람, 레몬밤, 페퍼민트, 타임 등의 허브를 넣어 숙성시켜본다.

더욱 깔끔한 요리와 음료로 만날 수 있다.

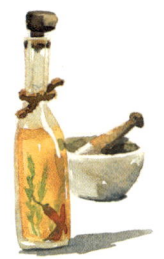

허브 水

상쾌하고 신선한 물을 즐기고 싶다면 물통에 로즈마리, 캐모마일, 라벤더, 로즈, 레몬밤, 타임 등의 허브 가지와 꽃을 넣는다.

물을 마시면서 신선한 허브 향기와 함께 머리가 맑아지는 기분을 느낄 수 있다.

허브 아이스

얼음을 얼릴 때 허브 잎(민트, 로즈마리, 레몬밤 등)이나 꽃(보리지, 캐모마일, 라벤더 등)을 띄워보면 간편하면서도 쉽게 분위기와 맛을 더할 수 있다.

허브 酒

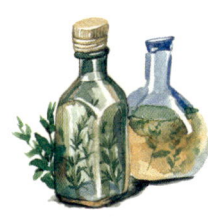

즐기는 술이나 포도주 과일주에 로즈마리 허브를 넣어 1~2주 숙성시켜 조금씩 즐겨보자.

술과 허브 향을 함께 적당히 마시면 혈액 순환에도 도움이 된다.

허브 디저트

맛있는 식사 후의 디저트에 허브가 들어 있어 소화를 부드럽게 도와준다.

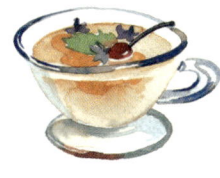

민트, 보리지, 바질, 콘플라워, 라벤더, 로즈마리, 카다멈, 레몬그라스, 제라늄 등의 허브가루나 허브 잎을 수정과, 매실차, 커피, 아이스티, 아이스크림, 요거트, 푸딩, 샤벳, 케익의 디저트에 함께 사용할 수 있다.

 # 아로마 뷰티

아로마테라피가 모두에게 도움이 되는 건강 요법이지만 혈액을 맑게 하여 혈색을 좋게 만들며 빠른 세포 재생으로 인한 노화 방지, 미백 등의 효과는 여성들의 미를 가꾸는데 더할 나위 없이 필수적인 요법이다.

나를 사랑하는 마음으로 피부를 가꿔보자.

얼굴에 각질이 많아요

사용 에센셜 오일

쥬니퍼베리, 제라늄, 라벤더, 팔마로사, 레몬

증기 스팀

넓은 볼에 뜨거운 물을 붓고 선택된 오일 5방울을 떨어뜨려 10분 정도 증기 흡입하면 모공이 열리면서 노폐물 배출을 빠르게 돕는다.

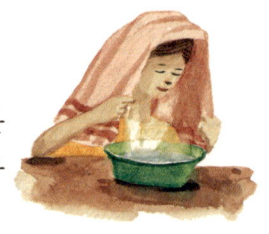

계란 각질 제거제

계란 흰자만을 이용해 충분히 거품을 낸 후 에센셜 오일 2방울을 떨어뜨려 얼굴 전체에 5분 정도 마사지한 후 세안한다.

기미, 잡티에

사용 에센셜 오일
레몬, 페티트그레인(오렌지 잎에서 추출), 멜리사, 쥬니퍼베리

미백크림, 에센스 바를 때 1방울 떨어뜨려 사용하기

마사지
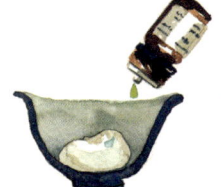
캐리어 오일 20ml : 에센셜 오일 4방울을 희석해 아침, 저녁 소량으로 마사지한다.

팩 만들기
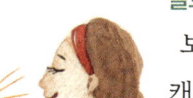
가루녹차 1큰술 : 꿀 1티스푼 : 에센셜 오일 2방울

세안 후 무지 당기는 피부 건성 피부

플로럴 워터 사용하기
보습력이 뛰어난 네롤리 워터, 로즈 워터. 조금 예민한 피부엔 캐모마일 워터, 라벤더 워터, 콘플라워 워터를 수시로 뿌려준다.(화장 전, 후 상관없이 사용 가능)

사용 에센셜 오일
샌달우드, 로즈우드, 로즈, 자스민, 프랑킨센스, 제라늄, 패촐리

크림이나 캐리어 오일에 희석하거나 팩에 넣어서 사용한다.
참고 이때 플로럴 워터와 함께 사용하면 더욱 효과적이다.

피지 분비가 많아 항상 기름지는 피부 지성 피부

플로럴 워터
로즈마리 워터, 위치하젤 워터를 수시로 뿌려준다.

사용 에센셜 오일
제라늄, 팔마로사, 쥬니퍼베리, 사이프러스, 버가못, 로즈마리

세안시
세안할 때 마지막 헹굼물에 오일 한 방울을 떨어뜨려 세안한다.

크림, 로션 바를 때 한 방울 사용하기

앗, 뾰루지다! 여드름 피부
화농되어 커지지 않도록 항균 예방이 최선!

사용 에센셜 오일
티트리, 멀, 제라늄, 유칼립투스, 쥬니퍼베리, 라벤더

세안물에 에센셜 오일 1방울, 세안 후 면봉에 에센셜 오일 1방울을 떨어뜨려 뾰루지 부위에 찍어준다.

상처 후 빠른 재생을
여드름을 짜거나 피부에 상처가 난 후 에센셜 오일의 빠른 재생 효과로 깨끗한 피부를.

사용 에센셜 오일

라벤더, 프랑킨센스, 로즈우드, 제라늄, 샌달우드, 로즈마리. 캐리어 오일 10㎖에 에센셜 오일 4방울을 희석하여 상처 부위에 바른다.

생리 장애가 있어요

대다수의 여성들이 느끼는 생리 장애 증상…

꽃에서 추출한 에센셜 오일의 효과로 체내 호르몬 균형을 도와 편안해질 수 있다.

사용 에센셜 오일

로즈, 자스민, 제라늄, 클라리세이지, 펜넬, 일랑일랑, 멜리사, 라벤더, 마조람, 사이프러스, 캐모마일 로만, 캐모마일 저먼

생리통증

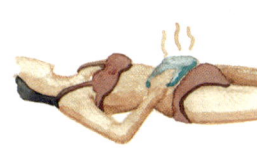

로즈 1방울 : 마조람 2방울 : 라벤더 2방울로 복부 온습포한다.

생리주기 불규칙

캐리어 오일 20㎖ : 클라리세이지 5방울 : 제라늄 3방울 : 라벤더 4방울

생리양 조절

캐리어 오일 20㎖ : 사이프러스 5방울 : 펜넬 2방울 : 라벤더 5방울

생리시

티트리 6방울 : 라벤더 2방울 : 그레이프후룻 2방울을 브랜딩하여 생리대에 1방울 떨어뜨려 사용한다.

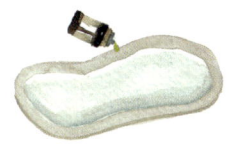

가슴 볼륨 업!

여성 호르몬 균형과 유선을 발달시켜 아름다운 가슴 라인을 만들어준다.

사용 에센셜 오일

일랑일랑, 제라늄, 쟈스민, 로즈, 펜넬, 라벤더

마사지

캐리어 오일 20ml : 일랑일랑 5방울 : 제라늄 3방울 : 라벤더 4방울

마사지 방법

1일 1회 브랜딩오일을 적당히 손에 덜어 양쪽 겨드랑이 부분으로 밀어주듯 마사지하며 오일을 흡수시킨다.

비듬, 탈모, 두피, 모발을 건강하게

여러 요인 등으로 발생되는 두피 트러블이나 탈모…
오일을 사용하여 모공 속 노폐물 배출과 혈액 순환 촉진을 도와
건강한 두피와 모발을 가꾸어 보자.

비듬, 탈모
로즈마리, 시더우드, 일랑일랑, 클라리세이지

건조한 두피, 모발
일랑일랑, 샌달우드, 라벤더, 제라늄, 시더우드

지루성 두피, 모발
로즈마리, 유칼립투스, 페퍼민트, 티트리

염증, 가려운 두피
라벤더, 캐모마일 로만, 티트리, 제라늄

샴푸시
■ 선택한 에센셜 오일 1~2방울 정도 떨어뜨려 샴푸한다.
■ 샴푸 베이스 500ml에 2~3종의 에센셜 오일 100방울을 희석
시켜 놓은 후 샴푸한다.

스프레이
플로럴 워터(라벤더, 로즈마리, 위치하젤 등) 100ml에 선택한
에센셜 오일 20방울을 희석해 충분히 흔들어 수시로 두피에 뿌
려준다.

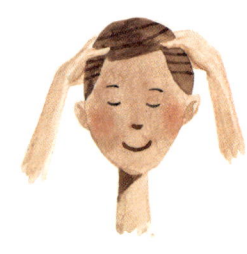

마사지

 캐리어 오일(그레이프시드, 아프리코트 커넬, 호호바 등) 20ml에
에센셜 오일 12방울을 희석한다.
■두피에 골고루 묻혀 손가락으로 마사지한 후 샴푸한다.
■두피에 골고루 바른 후 10분 정도 스팀타월을 해준다.

피부에 탄력을
 피부 세포에 활력을 불어 넣어 젊음을 되찾을 수 있다.

사용 에센셜 오일
 로즈, 재스민, 제라늄, 프랑킨센스, 로즈우드, 샌달우드, 라벤더,
로즈마리, 팔마로사

크림, 로션 바를 때 1방울 떨어뜨려 사용한다.

마사지
 로즈힙, 윗점, 이브닝프림로즈 등 10ml : 에센셜 오일 2방울

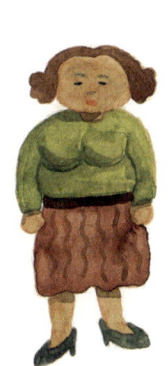

늘어나는 나의 체중
 에센셜 오일이 흡수되어 불필요한 체내 노폐물을 배출시켜 슬림
한 라인으로 만들어 준다.

사용 에센셜 오일
 쥬니퍼베리, 사이프러스, 로즈마리, 펜넬, 그레이프후룻, 오렌지
스위트, 패촐리, 라벤더, 제라늄

반신욕이나 전신욕

마사지
캐리어 오일 20ml : 쥬니퍼베리 4방울 : 사이프러스3방울 : 그레이프후룻 5방울

예쁜 손 가꾸기
혈액 순환이 안 되어 손이 차거나 건조하여 각질이 생기는 경우.

사용 에센셜 오일
사이프러스, 라벤더, 제라늄, 샌달우드, 베티버, 시나몬, 진저

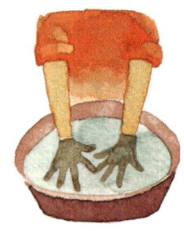

수욕
따뜻한 물을 받고 선택한 오일 4방울

핸드크림 바를 때 1방울을 떨어뜨려 사용한다.

마사지
캐리어 오일 10ml : 제라늄(또는 시나몬) 2방울 : 라벤더 3방울 : 사이프러스 1방울

손톱이 건조하고 갈라질 때
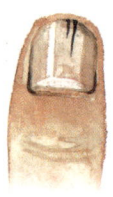
건조하여 갈라지거나 부러지는 손톱 등을 강하게~

사용 에센셜 오일
레몬, 버가못, 로즈우드, 샌달우드, 라벤더, 제라늄, 패촐리

핸드크림 바를 때 1방울을 떨어뜨려 사용한다.

마사지

호호바 10ml : 라벤더 3방울 : 로즈우드 2방울 : 샌달우드 1방울

발 관리가 필요해요

혈액 순환이 안 되어 발이 차거나 각질이 두꺼워지는 발, 자주 붓는 발, 나이든 여성들의 갈라지는 뒤꿈치 등에 효과적인 아로마 관리법이다.

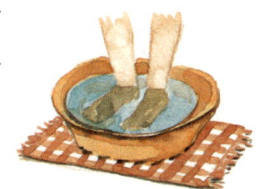

사용 에센셜 오일

사이프러스, 쥬니퍼베리, 페퍼민트, 레몬, 로즈마리, 티트리, 제라늄, 라벤더, 시나몬, 진저, 패촐리, 베티버

족욕

38℃ 정도의 따뜻한 물에 에센셜 오일(사이프러스, 쥬니퍼베리) 5방울 정도 떨어뜨려 매일 20분 정도 족욕한다.

크림이나 오일에 2~3방울 떨어뜨려 마사지한다.

무좀에

티트리 1방울을 소독솜에 떨어뜨려 무좀 부위를 닦아준다.

참고 균이 옮겨 가지 않게 여기저기 닦지 않는다.

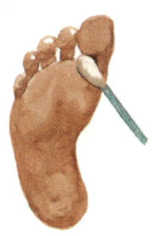

족욕

 티트리 3방울 : 라벤더 2방울

발 전용 스프레이

 수시로 발에 뿌려준다.

 에탄올 100㎖ : 티트리 50방울 : 레몬 20방울 : 페퍼민트 10방울 : 라벤더 20방울

신발 보관

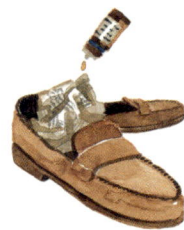

 신문지를 구겨 티트리 3방울을 떨어뜨려 신발 보관시 신발 속에 넣어둔다.

예쁜 종아리 만들기

 장시간 서 있거나 운동 부족 등으로 근육이나 혈관이 약해지는 경우 등을 예방할 수 있다.

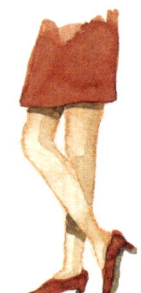

사용 에센셜 오일

 레몬, 사이프러스, 로즈마리, 페퍼민트, 쥬니퍼베리, 패촐리

냉습포

 매일 15분 정도 차갑게 습포한다.

마사지

 캐리어 오일 10㎖ : 쥬니퍼베리 3방울 : 로즈마리 2방울 : 사이프레스 1방울을 희석하여 발바닥에서 무릎 방향으로 마사지한다.

변비가

스트레스나 긴장감, 불규칙한 식습관 등으로 인해 생기는 변비, 에센셜 오일을 이용해서 장을 부드럽게 이완시켜 보자.

사용 에센셜 오일

라벤더, 캐모마일 로만, 오렌지 스위트, 만다린, 로즈마리, 진저, 시나몬, 마조람.

온습포

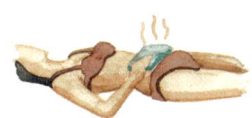

복부에 따뜻하게 온습포한다.

마사지

캐리어 오일 20ml에 에센셜 오일 12방울을 희석한다.
배꼽을 중심으로 시계 방향으로 천천히 마사지하며 오일을 흡수시킨다.

아로마 베이비 & 실버

아이들이나 노인들은 일반 성인보다 면역력과 피부가 약하기 때문에 에센셜 오일 양을 줄여서 사용한다.

사용 예)

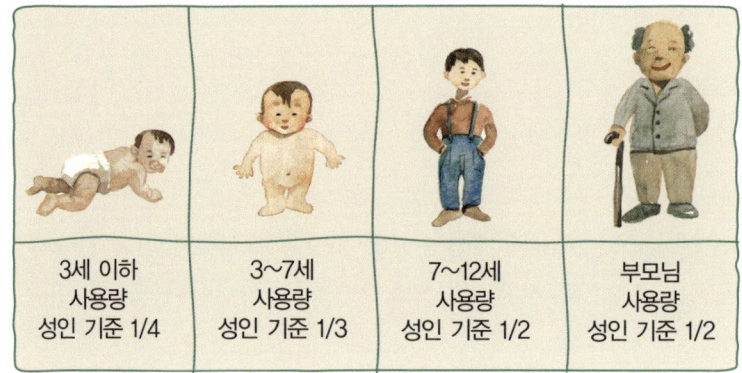

| 3세 이하 사용량 성인 기준 1/4 | 3~7세 사용량 성인 기준 1/3 | 7~12세 사용량 성인 기준 1/2 | 부모님 사용량 성인 기준 1/2 |

아이를 위한 아로마테라피

태열, 기저귀 발진

보습이 최선의 방법이며 플로럴 워터(라벤더, 캐모마일, 콘플라워)의 진정과 캐리어 오일(호호바, 칼렌둘라)의 보습력으로 도움을 받을 수 있다.

1단계 플로럴 워터를 화장솜이나 면손수건에 적셔 부위에 올려 놓는다.

2단계 플로럴 워터와 함께 캐리어 오일(호호바 또는 스위트 아몬드)을 부위에 발라 흡수시킨다.

3단계 캐리어 오일 50ml : 로즈 오또(또는 라벤더) 1방울

아이의 적, 아토피

캐모마일 워터를 수시로 뿌려주고 거즈나 타올에 적셔 상온습포한다.

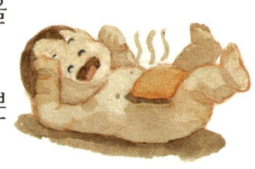

추천 브랜딩

호호바 오일 30m 이브닝프림로즈 10ml 칼렌듈라 오일 10ml	라벤더 6방울 캐모마일 로만(또는 저먼) 2방울 샌달우드 2방울

■ 위 브랜딩 오일로 마사지하거나 천연 크림에 희석하여 발라준다.

배앓이, 아이들 변비

■ 스위트 아몬드 10ml : 캐모마일 로만 1방울 : 만다린 1방울을 희석하여 복부에 시계 방향으로 천천히 마사지한다.

■ 라벤더 1방울 : 오렌지 스위트 1방울을 희석하여 복부에 15분 정도 온습포한다

감기

■ 유칼립투스, 라벤더, 레몬 등의 오일 3방울을 아로마 전용 가습기에 떨어뜨려 실내 가습한다.

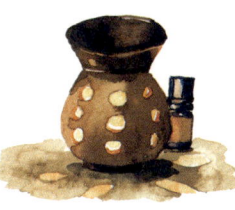

■호호바(또는 스위트 아몬드) 20ml : 유칼립투스 2방울 : 티트리 1방울 : 라벤더 1방울을 희석하여 목과 가슴 부위에 마사지한다.

숙면 유도

■발향 램프나 손수건 등을 이용하여 실내 발향한다.
라벤더 1방울 : 오렌지 스위트 1방울 또는
캐모마일 로만 1방울 : 그레이프후룻 1방울
■캐리어 오일 10ml : 라벤더 2방울 : 캐모마일 로만 1방울을 희석하여 아기의 등을 마사지하여 준다.

부모님(실버)을 위한 아로마테라피

관절 통증(온습포) : 브랜딩 니 5% 정도 희석 가능

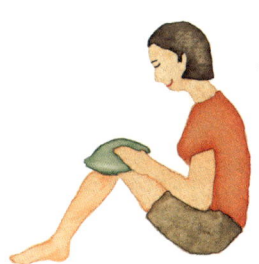

캐모마일, 라벤더, 로즈마리, 페퍼민트, 마조람 스위트, 티트리, 쥬니퍼베리, 사이프러스, 시나몬, 진저
■뜨거운 물에 2~3가지 에센셜 오일 10방울을 떨어뜨려 온습포한다.
■바디 로션에 에센셜 오일 5방울을 섞어 관절 부위에 바른다.
■캐리어 오일 20ml에 페퍼민트 10방울, 쥬니퍼베리 4방울, 라벤더 6방울을 희석하여 관절 부위를 마사지하여 준다.

피부 건조

로즈, 제라늄, 라벤더, 캐모마일, 샌달우드, 로즈우드, 프랑킨센스

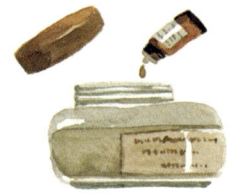

■ 캐모마일 워터를 수시로 뿌려준다.

■ 캐리어 오일이나 크림 사용시 에센셜 오일 1방울 떨어뜨린다.

냄새 제거

버가못, 레몬, 유칼립투스, 로즈마리, 시나몬, 페퍼민트, 레몬그라스 등

■ 발향하거나 스프레이로 사용한다.

■ 옷깃에 페퍼민트나 로즈마리 오일 1~2방울을 떨어뜨린다.

불면

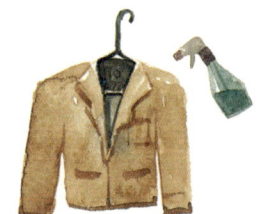

■ 라벤더, 캐모마일, 오렌지 스위트, 프랑킨센스 등으로 실내 발향하거나 반신욕한다.

■ 캐리어 오일 10ml에 라벤더 2방울, 캐모마일 1방울, 오렌지 스위트 3방울을 희석하여 목 뒤 부분과 어깨 부위까지 골고루 바르며 마사지한다.

노인성 치매

로즈마리, 페퍼민트, 사이프러스, 유칼립투스, 레몬 등으로 아로마 목걸이를 이용하여 흡입하거나 희석하여 마사지한다.

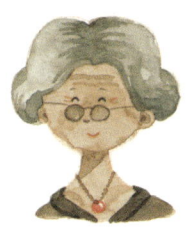

혈압이 높을 때 사용하는 에센셜 오일

라벤더, 캐모마일, 제라늄, 로즈, 일랑일랑, 마조람, 샌달우드, 베티버 등

혈압이 낮을 때 사용하는 에센셜 오일

로즈마리, 페퍼민트, 유칼립투스, 레몬, 사이프러스 등

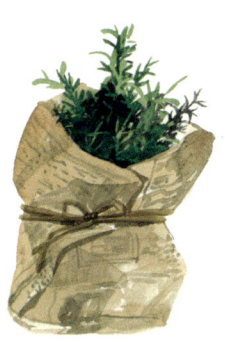

05 생활 건강 아로마 마사지

아로마테라피 마사지는 에센셜 오일을 사용하여 최대의 건강 증진 효과를 볼 수 있는 활용 방법으로서 우리 신체의 신경계, 순환계, 소화계를 모두 이완시킬 수 있다.

즐거운 행복 호르몬이 분비되면서 나와 가족들의 몸은 건강의 미소를 지을 것이다.

먼저 나에게 맞는 에센셜 오일과 캐리어 오일을 선택하여 적당한 양으로 브랜딩해보자.

신체부위	전신	등	팔·다리	복부	얼굴
캐리어 오일량	20ml	10ml	5ml	5ml	5ml
에센셜 오일량	12방울	6방울	3방울	3방울	1방울
희석 비율	3% 희석	3% 희석	3% 희석	3% 희석	1% 희석

참고 단 신생아~12세 미만 아이들이나 노약자들은 성인 기준의 1/4~1/2양으로 사용한다.

마사지 방법

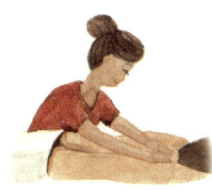

에센셜 오일을 몸에 잘 흡수시킨다는 생각으로 오일을 바르면 그게 바로 아로마 마사지이다.

이때 심장이 먼 곳에서부터 심장쪽으로 바른다면 더욱 효과적이다.

마사지 후 피부에 오일이 남아 있다면 닦아내지 않고 자연적으로 흡수되도록 여유를 둔다.

간혹 마사지 후 몸이 다소 무겁다거나 약간의 어지럼증은 정상적인 반응이며, 그만큼 체내 노폐물과 산소 공급이 원활하지 않았다는 증거라고 할 수 있다.

마사지 후 따뜻한 허브티를 마시면 혈액 순환에 더욱 도움이 된다.

마사지를 통해 나의 몸을 다시 한번 체크해 보자.

등, 어깨

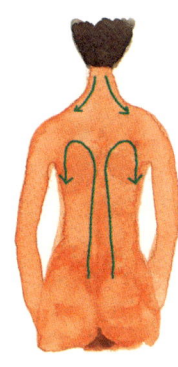

우리 몸에서 척추는 몸을 지지하는 중요한 역할을 하며, 전신의 신경계가 연결되어 있는 부위이다. 그러므로 척추 주위에 있는 근육(기립근)을 마사지하여 주면 전신으로 빠른 영향을 준다.

아이들 등을 자주 쓰다듬어 주는 것도 척추에 연결된 신경계와 근육이 이완되어 정서적으로 편안함을 느끼므로 학업이나 성장에 도움이 된다.

그 외 우리의 불균형한 자세와 과중한 스트레스 등으로 인해 쉽게 경직되는 목, 어깨 부위는 두통, 불면, 혈압이 오를 때 빠른 효과를 볼 수 있는 신체 부위이다.

팔, 다리

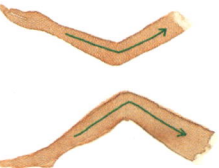

팔과 다리는 하루 중에 가장 많은 활동을 하는 신체 부위이므로 자연히 노폐물이 많이 쌓여 붓거나 경직되기 쉽다.

바쁜 시간 일부러 내지 말고 바디 크림이나 바디 오일을 바를 때 옆의 그림에 있는 방향대로 바른다.

배

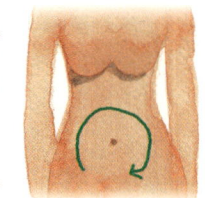

사촌이 땅을 사면 배가 아프다고요?

그만큼 복부는 생각과 마음이 직접적으로 연결되어 있다. 불안해 하거나 스트레스가 많은 사람, 예민한 체질일수록 위나 장이 약하다.

이런 사람들은 배 마사지를 자주 하여 주면 마음을 안정시켜주고 머리를 맑게 도와주어 소화 기능을 원활하게 한다.

배꼽을 중심으로 시계 방향으로 마사지하여 준다.

얼굴

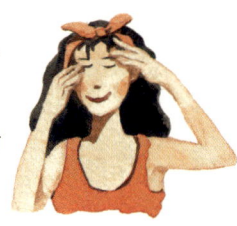

얼굴 부위는 다른 신체 부위보다 골격과 피부 사이 근육이 적다. 그래서 더 예민하고 자극적일 수 있다.

에센셜 오일의 양만 잘 지켜서 사용하면 아로마의 순환 촉진과 노폐물 배출의 효과로 맑은 안색의 피부를 가질 수 있다.

손, 발

등과 귀 그리고 손과 발에는 우리 신체 전신에 영향을 미치는 반사구(Reflex zone)가 있다. 그 중 손과 발은 우리 신체를 가장 빠르게 진단하고 순환에 영향을 주는 부위이다.

에센셜 오일 브랜딩 시 각 부위를 연결, 진단한다면 좀더 정확한 오일을 선택할 수 있다.

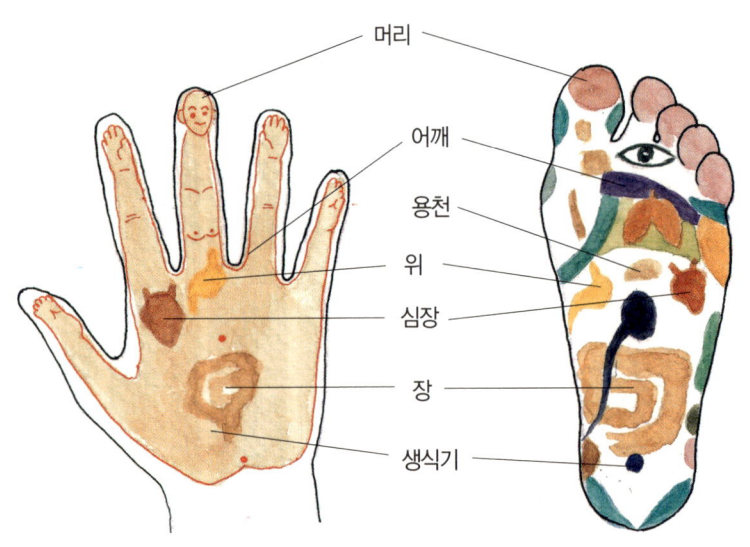

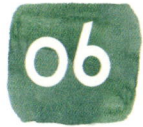 # 생활 구급 아로마 119

생활 속에서 병원에 실려갈 정도의 위급 상황은 아니지만 간단한 응급 조치를 해줘야 하는 사고들이 빈번하게 생긴다.

각 가정마다 작은 사고에 대비한 구급약 상자가 하나씩 마련되어 있을 것이다.

이젠 무서운 약 상자가 아닌 향기로운 마법의 상자로 응급 상황을 대처해 보는 건 어떨까?

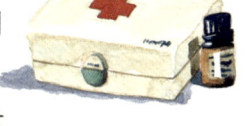

비상용 에센셜 오일

라벤더, 페퍼민트, 레몬, 티트리, 유칼립투스

이크! 칼에 베였어요

■ 베인 자리에 라벤더나 레몬 1방울을 떨어뜨려 지혈시킨다.

■ 라벤더 5방울, 티트리 2방울을 200ml 정도의 물에 떨어뜨려 상처 부위를 살균, 소독한다.

■ 라벤더 3방울을 거즈에 묻혀 상처 부위를 싸놓는다.

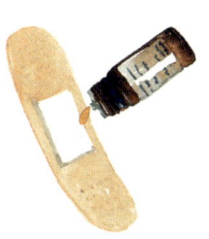

앗, 뜨거! 화상을 입었어요

■ 라벤더 워터로 적신 거즈에 라벤더 오일 2방울을 떨어뜨려 환부에 올려놓고 라벤더 워터를 수시로 뿌려준다.

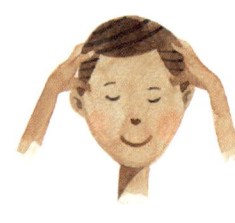

■열감이 해소되고 진정이 된 후 호호바 오일 10ml에 라벤더 8 방울을 희석하여 1일 2~3회 바른다.

머리가 지끈지끈 아파요

정신적인 스트레스에 의한 두통은 라벤더, 평상시 습관처럼 찾아 오는 두통은 페퍼민트 1방울을 관자놀이나 목 뒤쪽에 찍어 발라 준다.

참고 심한 경우 마조람 스위트를 사용한다.

몸이 으실으실 춥고 감기 기운이 있어요

■캐모마일 또는 히비스커스 차를 자주 마신다.

■뜨거운 물에 유칼립투스 3방울, 라벤더 1방울을 떨어뜨려 스팀 흡입을 한다.

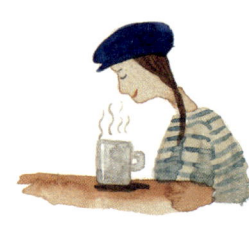

■캐리어 오일 1스푼(5ml)에 유칼립투스 2방울, 라벤더 1방울을 희석하여 목, 가슴 부위를 마사지한다.

■목걸이에 유칼립투스 오일을 넣고 휴대하고 다닌다.

감기로 목소리가 쉬었어요

■컵에 뜨거운 물을 담아 티트리, 유칼립투스, 파인 등의 오일을 3방울 떨어뜨려 깊게 흡입하거나 가글링한다.

■캐리어 오일 1티스푼(1ml)에 티트리 1방울을 희석하여 목 부위에 발라준다.

급하게 먹었는지 소화가 안 돼요

- 페퍼민트나 캐모마일 로만 1방울을 손가락에 떨어뜨려 명치 부위에 찍어준다.
- 발바닥 족궁(가운데 옴폭 들어간 부위)와 손바닥 가운데 부위에 페퍼민트 오일 1방울을 떨어뜨리고 꾹꾹 지압한다.
- 페퍼민트 차나 레몬그라스 차를 마신다.

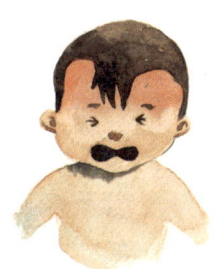

아이가 열이 님해요

- 양 엄지발가락 발톱 윗부분에 유칼립투스나 페퍼민트 1방울을 떨어뜨려 준다(단, 3세 이하는 사용금지).
- 찬물에 라벤더나 캐모마일 로만 오일 3방울을 떨어뜨려 수건을 적신 후 아이들의 발 끝부터 상부쪽으로 닦아주고 손과 발을 감싸 냉습포한다.
- 라벤더 워터나 캐모마일 워터를 수시로 뿌려준다.

코피가!

- 레몬 2방울, 라벤더 1방울을 티슈에 떨어뜨려 흡입한다.
- 얼음물 담은 컵에 레몬 2방울을 떨어뜨린 후 화장솜에 묻혀서 코 위에 올려 놓는다.

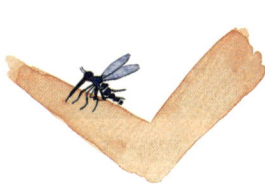

벌레, 모기에 물렸어요

- 물린 직후 라벤더나 티트리 1방울을 물린 자리에 찍어 발라주면 가려움이나 붓기를 진정시켜준다.

■캐리어 오일 1티스푼(1ml)에 라벤더 3방울, 티트리 2방울을 섞어 수시로 바른다.

멍이 들었군요

■대야 반 정도의 물에 로즈마리 3방울, 라벤더 2방울, 제라늄 1방울을 희석하여 냉・온습포한다.

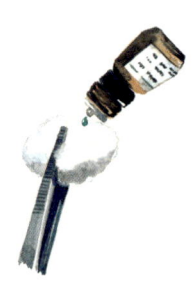

■캐리어 오일 1스푼(5ml)에 로즈마리 2방울, 제라늄 1방울, 라벤더 2방울을 희석하여 멍든 부위에 마사지하여 준다.

■멍이 심할 경우 제라늄 원액을 직접 바를 수도 있다.

아이들의 가벼운 찰과상

■라벤더 워터를 상처 부위에 뿌려주어 소독시킨다.

■소독솜에 라벤더 한 방울을 떨어뜨려 상처 부위를 닦아준다.

■진정 후 캐리어 오일 1티스푼(1ml)에 라벤더 1방울, 캐모마일 1방울을 희석해 마사지하듯 도포한다.

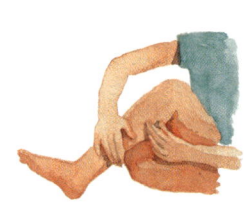

발목을 삐었어요

■차가운 물(500ml 정도) : 페퍼민트 10방울 : 유칼립투스 8방울 : 레몬 7방울로 냉습포한다.

■캐리어 오일 1스푼(5ml) : 사이프러스 4방울 : 로즈마리 3방울 : 레몬 3방울로 마사지한다.

참고 심한 경우, 페퍼민트 원액 1~2방울을 직접 바를 수도 있다.

뻐근한 근육

■ 쥬니퍼베리 5방울 : 사이프러스 3방울로 온습포한다.

> 참고 통증 완화를 위해서는 라벤더, 캐모마일 로만, 마조람 스위트 등을 추천한다.

■ 캐리어 오일 1스푼(5ml) : 쥬니퍼베리 5방울 : 페퍼민트 3방울, 라벤더 2방울로 마사지한다.

> 참고 심하게 뭉친 경우는 페퍼민트, 유칼립투스, 파인, 마조람 스위트 원액 중 1방울을 직접 떨어뜨려 준다.

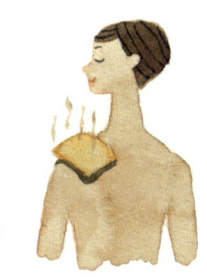

컴퓨터나 공부에 열중해 눈이 피로할 때

■ 캐모마일 워터나 콘플라워 워터를 수시로 눈가에 뿌려주거나 화장솜에 적셔 눈 위에 5분 정도 올려놓는다.

■ 허브가 들어 있는 아이패드에 라벤더 1방울을 떨어뜨려 휴식을 취한다.

■ 양 중지 끝에 로즈마리 한 방울을 떨어뜨려 눈썹과 눈가 주위를 지압하듯 마사지한다.

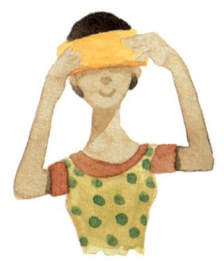

스트레스로 피곤하고 지쳐 있을 때

일, 업무, 공부에 지친 현대인에게 에센셜 오일은 식물의 에너지를 선물할 것이다.

■ 정신적 피로에는 그레이프후룻, 버가못, 또는 라벤더를!

■ 신체적 피로에는 로즈마리, 레몬, 페퍼민트를 직접 맡거나 티슈나 손수건, 아로마 목걸이 등을 이용한다.

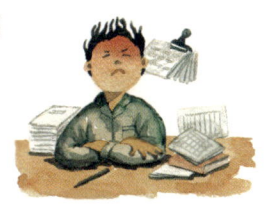

입 안에 염증, 인몸이 부었을 때

라벤더, 티트리, 사이프러스, 페퍼민트, 레몬, 유칼립투스, 멀, 클로브 버드, 제라늄

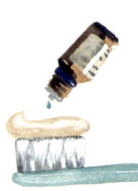

■ 치약에 에센셜 오일 1방울을 섞은 후 양치한다.

■ 꿀에 에센셜 오일 3방울을 섞은 후 따뜻한 물을 넣고 가글링한다(1일 2~3회).

■ 캐리어 오일 1스푼(5ml) : 라벤더 2방울 : 티트리 2방울을 희석하여 수시로 발라준다.

생활의 향기 DIY

어렵게만 생각했던 아로마 제품을 내가 좋아하는 향, 나에게 필요한 향으로 누구나 쉽고 간단하게 만들어서 사용할 수 있는 방법을 소개한다.

직접 따라해 보며 나만의 천연 제품을 만들어 보자.

천연 제품이라 짧게는 6개월에서 길게는 1년까지 사용 가능하다.

참고 천연 원료는 열이나 햇빛에 산화가 잘 되기 때문에 그늘지고 서늘한 곳에 보관하면 더 오래 사용할 수 있다.

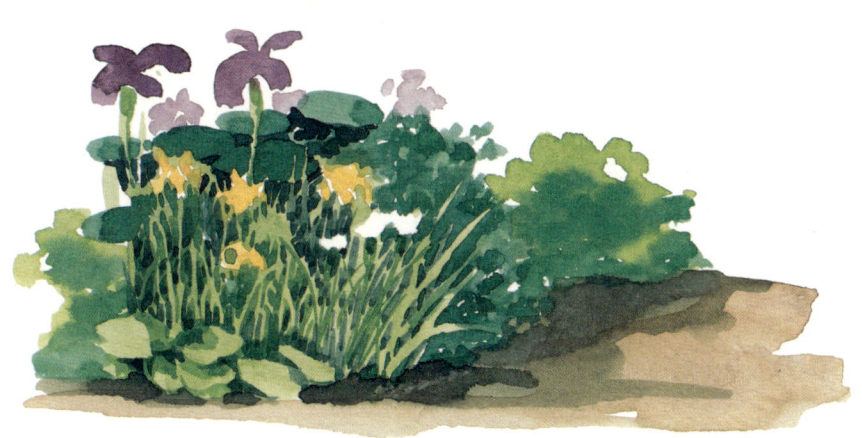

아로마스프레이(분무기) 만들기

실내 살균, 소독 청정 효과나 방향 효과로서 쉽게 사용할 수 있다.

기본 재료

에탄올, 에센셜 오일, 정제수, 스프레이 용기

만드는 방법(100ml 기준)

① 비이커에 에탄올 30~40ml를 따른다.
② 에탄올에 에센셜 오일 50~60방울을 떨어뜨려 희석시킨다.
③ 나머지 60~70ml는 깨끗한 물(정제수)로 채워준다.
④ 준비한 분무용 용기(100ml)에 담는다.

참고 사용 용도에 따라 내용물의 비율은 조정 가능하여, 가용화제(2~5%)를 첨가하면 더
좋다.

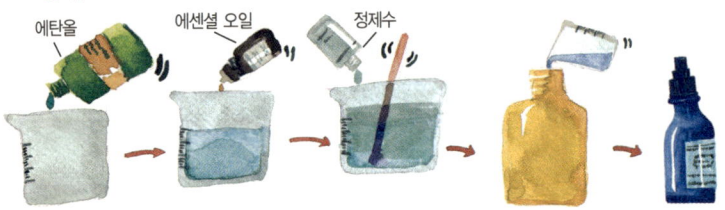

살균, 소독, 활력 오일

유칼립투스, 로즈마리, 레몬, 티트리, 페퍼민트, 파인 등

진정, 이완 오일

라벤더, 캐모마일, 오렌지, 그레이프후룻, 프랑킨센스 등

사용 방법

실내, 커튼, 침대, 소파, 옷장, 신발장 등 냄새나 세균이 생길 수
있는 곳은 어디든 뿌려준다.

천연 향수 만들기

 나만의 천연 향! 언제 어디서나 기분을 조율해 주며 행복감, 자신감을 줄 수 있다.

기본 재료

에탄올, 에센셜 오일, 정제수(또는 플로럴 워터), 향수 용기

만드는 방법 (30ml 기준)

① 빈 향수 용기를 준비한다.
② 알코올을 용기에 1/2 정도(15ml) 채운다.
③ 좋아하는 에센셜 오일을 선택해 40~50방울 정도 떨어뜨린다.
④ 나머지 1/2은 정제수로 채운 후 사용한다. 1주일 정도 숙성시키면 더욱 안정된 향을 즐길 수 있다.

참고 가용화제(올리브리퀴드, 솔루빌라이져 등) 3~5%를 첨가하면 가용화가 잘 된다.

사용 방법

 귀 뒤나 팔목 안쪽 등 향을 빨리 느끼고 빨리 퍼뜨릴 수 있는 부위에 뿌려준다.

호흡기용 연고 만들기

 콧물감기로 코가 헐거나 코막힘, 기침, 감기, 비염 등에 아이들도 자극 없이 사용할 수 있으며 면역력 향상에도 도움이 된다. 또한 상처 부위의 재생 효과도 빠르게 도와준다.

사용 에센셜 오일

유칼립투스, 파인, 페퍼민트, 레몬, 프랑킨센스, 라벤더 등

기본 재료

비즈왁스(밀납), 쉬어버터 또는 코코아버터, 캐리어 오일, 에센셜 오일, 연고 용기

만드는 방법 (30g 기준)

① 캐리어 오일(호호바, 칼렌듈라 등) 15ml에 코코아버터(또는 쉬어버터) 8g, 밀납 5g을 내열 용기에 혼합한다.
② 전자레인지나 가열기를 이용하여 ①을 녹인다.(이때 온도가 약 70℃ 정도)
③ 호흡기용 : 유칼립투스 10방울, 라벤더 5방울, 페퍼민트 3방울
  상처용 : 라벤더 10방울, 캐모마일 로만 3방울, 티트리 5방울을 떨어뜨린다.
④ 식물성 왁스가 굳기 전 빈 용기에 부은 후 굳혀 사용한다.

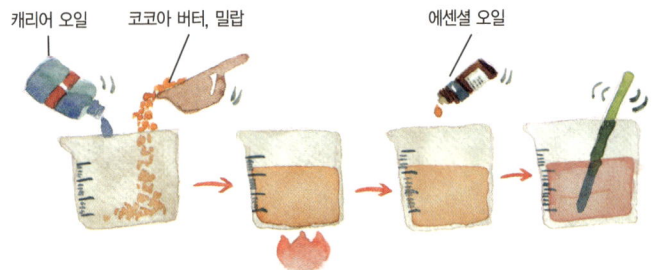

캐리어 오일   코코아 버터, 밀랍   에센셜 오일

립밤 만들기

건조한 입술에 촉촉함과 부드러움을 주는 천연 보습제로 입술의 건강을 유지해 보자.

참고 계절마다 다른 향을 즐겨보는 센스!

사용 에센셜 오일

라벤더, 오렌지 스위트, 버가못, 레몬, 페퍼민트, 파인, 유칼립투스, 제라늄

참고 입술에 물집이 자주 생길 땐 티트리를 한 방울 추가!

기본 재료

비즈왁스(밀납), 쉬어버터, 캐리어 오일, 에센셜 오일, 립밤용 용기

만드는 방법(10g 기준)

① 캐리어 오일(호호바, 스윗 아몬드 등) 5㎖에 쉬어버터 2g, 밀납 2g을 내열 용기에 혼합한다.
② 전자레인지나 가열기를 이용하여 ①을 녹인다.(이때 온도가 약 70℃ 정도)
③ 오렌지 스위트 2방울, 라벤더 1방울, 페퍼민트 1방울을 떨어뜨려 잘 저어준다.
④ 식물성 왁스가 굳기 전 빈 용기에 부은 후 굳혀 사용한다.

참고 호흡기용 연고 만들기 그림 참조

천연 비누 만들기(녹여 붓기)

가족들의 피부에 맞는 천연 비누를 만들어 사용하여 보습을 유지
시켜보자.

지성, 여드름 피부

시트러스(감귤) 계열, 로즈마리, 유칼립투스, 페퍼민트, 티트리

건성, 노화 피부

라벤더, 로즈, 네롤리, 로즈우드, 샌달우드, 프랑킨센스, 제라늄

기본 재료

투명비누 베이스, 비누 틀, 천연 색소, 에센셜 오일

만드는 방법(100g 기준)

① 100g정도의 비누베이스를 작게 잘라 전자레인지나 핫플레이트에 녹인다.
② 다 녹은 비누베이스에 천연색소와 선택한 에센셜 오일 20방울 정도를 떨어뜨려 섞
어준다.
③ 준비한 비누 틀에 붓는다.
④ 냉동실에 30분 정도 넣어둔 후 비누 틀에서 빼낸다.

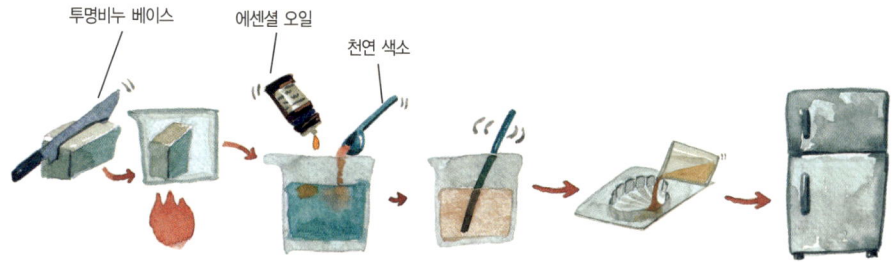

투명비누 베이스   에센셜 오일   천연 색소

바스 솔트 만들기

일반 소금보다 천일염이나 사해 소금, 그리고 미네랄이 풍부한 앱솜 솔트를 사용하면 피부 보습에 더 도움이 된다.

사용 에센셜 오일

라벤더, 로즈마리, 로즈, 오렌지 스위트, 캐모마일, 사이프러스, 쥬니퍼베리

기본 재료

솔트, 말린 허브(선택), 에센셜 오일, 용기

만드는 방법(100g 기준)

① (엡솜)솔트(100g)를 넓은 용기에 담고, 허브꽃잎(선택)을 적당량 소금에 섞어준다
② 위의 재료에 에센셜 오일(40~60방울)을 섞어 저어준 후 용기에 담는다.

참고 2~3주 숙성시켜 사용하면 향이 소금에 골고루 배인다.

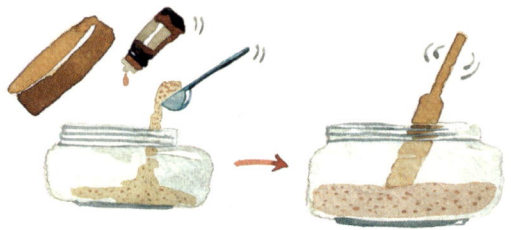

사용 방법

목욕 시 목욕물에 1스푼 정도 넣어 물에 풀어준다.
말린 허브를 넣는 경우, 허브잎이 배수구에 막힐 우려가 있으니 망주머니에 넣어 물에 담근다.

천연 스킨 만들기

내가 좋아하는 향과 나의 피부에 맞는 스킨 토너를 사용하여 상쾌한 하루를 시작해 보자.

사용 에센셜 오일

로즈, 네롤리, 그레이프후룻, 버가못, 라벤더, 로즈마리, 티트리, 제라늄, 캐모마일

기본 재료

에센셜 오일, 올리브 리퀴드, 플로럴 워터, 스킨 용기

개인 취향에 따라 에탄올과 보습 성분의 글리세린, 히아루론산, 그리고 방부 효과를 위해 로즈마리, 자몽씨 추출물 등을 첨가할 수 있다.

만드는 방법 (100ml 기준)

① 비이커에 올리브리퀴드 3g을 넣는다
② 선택한 에센셜 오일 10~20방울 정도를 떨어뜨린다.
③ 나머지는 플로럴 워터(또는 정제수)로 채운다.

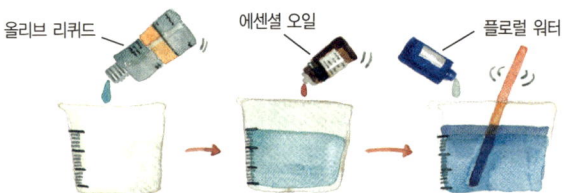

올리브 리퀴드   에센셜 오일   플로럴 워터

사용 방법

3~4일 정도 향이 잘 섞이도록 숙성시킨 후 잘 흔들어 수시로 얼굴에 뿌려준다.

바디 미스트 만들기

여름철 땀이 많이 날 때, 피부가 건조하여 가려울 때, 몸에 향긋한 체취를 내고 싶을 때 사용하면 효과적이다.

사용 에센셜 오일

라벤더, 페퍼민트, 사이프러스, 로즈마리, 캐모마일, 레몬그라스, 그레이프후룻, 버가못, 레몬

기본 재료

에탄올, 플로럴 워터(또는 정제수), 에센셜 오일, 바디 미스트 용기

만드는 방법(100ml 기준)

① 2스푼(10ml) 정도의 에탄올에 선택한 에센셜 오일 50방울 정도를 떨어뜨려 희석한다.
② 잘 섞인 베이스에 나머지는 플로럴 워터(또는 정제수)를 채운다

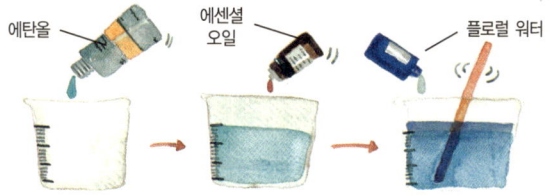

에탄올　　에센셜 오일　　플로럴 워터

사용 방법

3~4일 정도 향이 잘 섞이도록 숙성시킨 후 잘 흔들어 수시로 바디에 뿌려준다.

참고 천연 재료로 간단하게 아로마 DIY를 할 수 있도록 구성된 제품도 시중에서 판매되고 있다.

피부 최대나용 농도표(%)

에센셜 오일	3~24개월	2~6세	6~15세	15세 이상	임신
쥬니퍼베리	0.5	2	3	5	2
제라늄	0.5	2	3	5	2
팔마로사	0.5	2	3	5	2
레몬(압착)	0.5	1	2	2	2
페티트그레인	0.5	2	3	5	2
샌달우드	0.5	1	2	2	2
로즈우드	0.5	2	3	5	2
로즈 오또	0.1	0.3	0.5	0.6	0.3
로즈 엡솔루트	×	×	1	2.5	1
재스민 엡솔루트	×	0.25	0.5	0.7	0.7
프랑킨센스	0.5	2	3	5	2
패촐리	0.5	2	3	5	2
사이프러스	0.5	2	3	5	2
버가못(압착)	0.1	0.2	0.4	0.4	0.4
로즈마리(시네올)	0.5	1	2	5	2
티트리	0.25	0.5	2.5	5	2
멀(몰약)	0.5	2	3	5	×
유칼립투스(글로불러스)	0.5	1	2	5	2
클라리세이지	0.5	2	3	5	2
펜넬	×	×	1	2.5	×
일랑일랑	×	0.2	0.4	0.8	0.8
멜리사	×	0.5	0.9	0.9	0.9
마조람	0.5	2	3	5	2
캐모마일 로만	0.5	2	3	5	2
캐모마일 저먼	0.5	2	3	5	2
시더우드	0.5	2	3	5	2
페퍼민트	×	0.5	2	5	2
그레이프후룻(압착)	0.5	2	3	4	2
오렌지스위트(압착)	0.5	2	3	5	2
베티버	0.5	2	3	5	2
시나몬 바크	×	×	0.05	0.1	×
시나몬 잎	0.1	0.3	0.6	0.6	0.1
진저	0.5	2	3	5	2
타임(티몰/카르바크롤)	×	0.25	0.5	1.3	1.3
만다린	0.5	2	3	5	2
레몬그라스	×	0.25	0.5	0.7	0.7
파인	0.5	2	3	5	2
클로브 버드	×	0.1	0.25	0.5	0.5
네롤리	0.5	2	3	5	2
라벤더	0.5	2	3	5	2

(출처 : (C) ROBERT TISSERAND 2021